食べすぎた！をなかったことにする

リセットごはん

新谷友里江

主婦と生活社

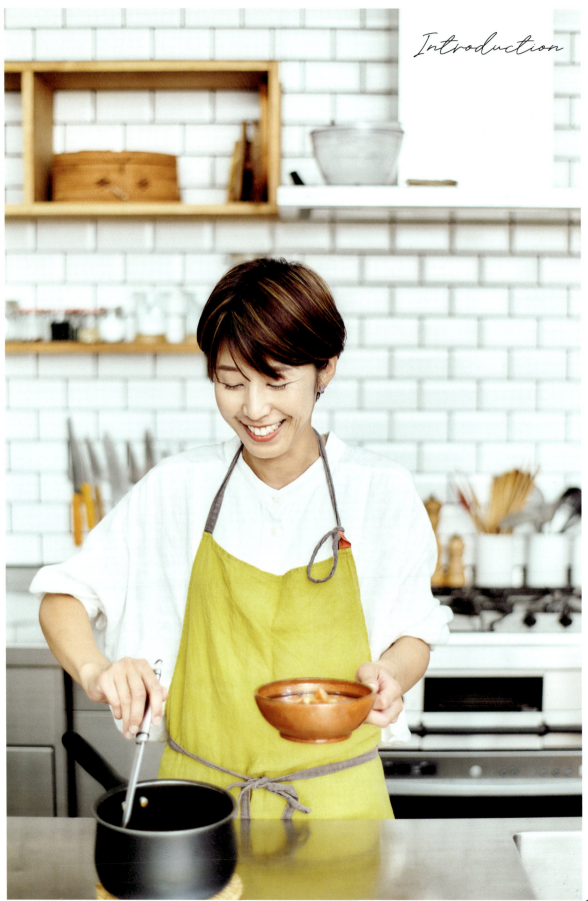

Introduction

# 「ちょっと太っちゃったかも…」
# と思ったときが
# リセットの始めどき

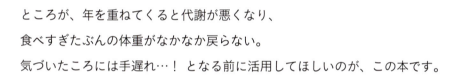

世の中、おいしいものがたくさんあって、
食事を楽しむ機会も多いですよね。
友だちと外食したり、親戚同士で集まって
ワイワイ宴会したり、旅先で地元グルメを満喫したり…
つい食べすぎ、飲みすぎてしまうことも多いはず。
食べることが大好きな私も、年末年始は毎年必ず太ってしまいます。

ところが、年を重ねてくると代謝が悪くなり、
食べすぎたぶんの体重がなかなか戻らない。
気づいたころには手遅れ…！ となる前に活用してほしいのが、この本です。

紹介しているレシピは、すべて
**「食べすぎで太った体をすばやく元に戻す」ためのリセット食**です。
**目標は1週間で1kg落とす！**
一生続けるダイエットではなく、短期集中でがんばれるレシピを考案しました。
気になったときに始めて、結果が出たら終わらせる。
そんな気軽な気持ちで試せるので「体重が増えちゃった」
「代謝が落ちてるかも」と感じたときにぜひ役立ててください。
糖質オフや脂質オフ、食物繊維たっぷりなど、
テーマを決めた献立をまるごとマネしてもいいし、
たんぱく質たっぷりのおかずや具だくさんのスープなどを組み合わせてもOK。
体に負担をかけない健康レシピなので、無理なくリセットできます。
体重コントロールのコツを覚えたら、もうこわいものなし！
安心してごちそうが楽しめるようになりますよ。

管理栄養士
新谷友里江

## Contents

Introduction ……………………………………… 2
この本のレシピについて ………………………… 6

# Part 1
## 1週間やりきり
## リセット献立

1週間がんばるだけ！
お手本献立でリセットの考え方をマスター！ ……… 8

### Day 1 まずは主菜、副菜、主食の バランスを覚えましょう …………… 10
朝／巣ごもりハムエッグ・もずくトマト・
　　レタスの注ぐだけみそ汁
夜／豚ヒレ肉のガーリックステーキ・
　　かぶとズッキーニの焼きサラダ

### Day 2 きのこと根菜をたっぷり！ 食物繊維で腸の動きを高めて ……… 12
朝／めかぶと卵の雑炊
夜／豚肉とブロッコリーのオイスター炒め・
　　豆苗の簡単ナムル・
　　どっさりわかめの中華スープ

### Day 3 食材選びや調理法の工夫で 徹底的に脂質をカット！ …………… 14
朝／納豆と豆腐のW大豆のっけ丼・
　　チンゲン菜とにんじんのみそ汁
夜／たらとキャベツのレンジ蒸し・
　　セロリと枝豆の塩昆布あえ

### Day 4 「たんぱく質をしっかりとる」が 今日のテーマ！ …………………… 16
朝／落とし卵とソーセージの
　　具だくさんスープ
夜／レンジ蒸し鶏の香味トマトソース・
　　さやいんげんのツナみそ炒め

### Day 5 ご飯を控えて糖質カット。 オートミールなどを上手に活用 …… 18
朝／和風スクランブルエッグ・
　　オートミールじゃこおにぎり
夜／ふわふわ鶏だんごの豆乳鍋

### Day 6 代謝を上げるビタミンB群を 意識してみて ……………………… 20
朝／ねばねばサラダ丼
夜／豚肉とアスパラのフライパン蒸し・
　　パプリカのマスタードマリネ

### Day 7 腸の働きを活発にする 発酵食品をとり入れます …………… 22
朝／バナナヨーグルトトースト・
　　ツナキャベサラダ
夜／えびとほうれん草のキムチ炒め・
　　もやしときゅうりの塩麹あえ

リセットごはんのコツ、覚えておきましょう …… 24

シチュエーション別
お昼ごはんのアドバイス ………………………… 28

# Part 2
## 毎日の献立に役立てて
## 食材別リセットおかず

### 鶏肉
ゆで鶏 ねぎ梅だれ ……………………………… 34
タンドリーチキン ………………………………… 35
鶏肉とエリンギのしょうが焼き ………………… 35
ささみとトマトのハーブパン粉焼き …………… 36
ささみと彩り野菜のおかずサラダ ……………… 37
鶏肉のソテー 山椒きのこソース ……………… 38
鶏肉と小松菜のとろみ煮 ………………………… 38
手羽元とカリフラワーのビネガー煮 …………… 39

## Part 3
### 具だくさんで満足！の
# 鍋・スープ・ご飯もの

### 鍋
- 鶏肉とレタスのエスニック鍋 …… 64
- 野菜たっぷりポトフ鍋 …… 66
- 鮭の塩麹とろろ鍋 …… 68
- 豚肉と白菜のカレー鍋 …… 70

### スープ
- 白菜ベーコンのしょうがスープ …… 72
- 具だくさん豚汁 …… 72
- えびときのこのトムヤムクン風 …… 73
- ひき肉とキャベツのデトックススープ …… 74
- ささみと小松菜のみぞれスープ …… 74
- ソーセージと根菜のトマトスープ …… 75

### ご飯・麺
- 豆腐レタスチャーハン …… 76
- たっぷり大豆とグリル野菜のキーマカレー …… 77
- さっぱり豆腐そぼろ丼 …… 78
- なすのガパオライス …… 79
- ツナときのこの豆乳クリームリゾット …… 80
- いかとねぎのあんかけ卵丼 …… 81
- 和風えのきパスタ …… 82
- パッタイ風うどん …… 83

### Column
- メイン食材のおもな栄養量 …… 32・62

- 教えて！ こんなとき、どうしたらいいの？ …… 84
- 素材別インデックス …… 86

### 豚肉
- 3種野菜のレンジ肉巻き …… 40
- ポークソテー きゅうりと青じそのマリネソース …… 41
- 豚肉と長いもの重ね蒸し …… 42
- 豚キムチ蒸し …… 42
- 豚肉とピーマンのジンジャーマヨ炒め …… 43
- 豚肉と切干大根、小松菜の
  　ゆずごしょうマリネ …… 44
- 豚肉と大根の梅煮 …… 44
- 豚肉と白菜のマスタードチーズ蒸し …… 45

### 牛肉
- 牛肉とブロッコリーのヨーグルト煮 …… 46
- 牛肉とこんにゃくのしぐれ煮 …… 47

### ラム肉
- ラム肉のプルコギ …… 48
- ラム肉のトマト煮込み …… 49

### ひき肉
- 豆腐入り鶏バーグ …… 50
- ひき肉れんこんの中華風レンジ蒸し …… 51

### 魚介
- 山盛りきのことたらのカレー炒め …… 52
- めかじきのアクアパッツァ …… 53
- サーモンムニエルのヨーグルトタルタル …… 54
- 鮭と大根、水菜のみぞれ煮 …… 55
- 鮭ののり巻きソテー …… 55
- えびとアスパラの豆腐グラタン …… 56
- いかとなすのガーリック炒め …… 57
- さば缶と小松菜の香味ポン酢あえ …… 57

### 大豆製品・卵
- 豆腐とチンゲン菜のたらこ煮 …… 58
- 豆腐ステーキ ハムとにらのジンジャーソース …… 59
- 厚揚げともやしのチリ玉ソース炒め …… 60
- 卵とトマト、レタスの塩炒め …… 61
- 落とし卵入りツナのトマト煮 …… 61

## この本のレシピについて

## Part 1 リセット献立

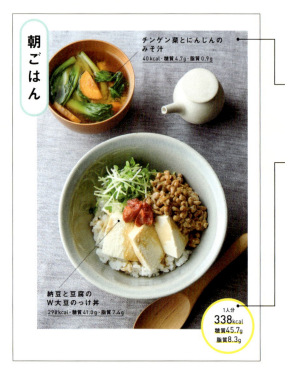

**朝ごはん**

チンゲン菜とにんじんのみそ汁
40kcal・糖質4.7g・脂質0.9g

納豆と豆腐のW大豆のっけ丼
298kcal・糖質41.0g・脂質7.4g

1人分
338kcal
糖質45.7g
脂質8.3g

### 料理名と栄養量
それぞれの料理名と、1人分のエネルギー、糖質、脂質の量を表示しています。他のおかずと組み合わせるときなどに参考にして。

### 1食でとれるトータルの栄養量
1人分のエネルギー（カロリー）、糖質、脂質の量がひと目でわかります。

## Part 2 食材別リセットおかず
## & 
## Part 3 鍋・スープ・ご飯もの

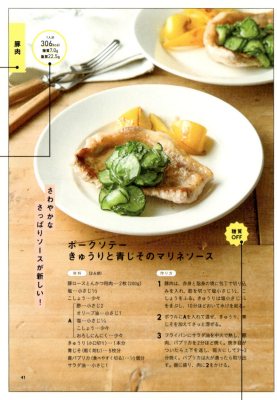

豚肉
1人分
306kcal
糖質7.0g
脂質22.5g

さわやかなさっぱりソースが新しい！

ポークソテー きゅうりと青じそのマリネソース

糖質OFF

### メイン素材や料理のカテゴリーがわかるインデックス
Part2ではメインで使っている素材、Part3では料理のカテゴリーがわかるように、それぞれインデックスをつけています。

### 1人分の栄養量
エネルギー、糖質、脂質の量を表示しています。おかずの組み合わせを考えるときに便利！

### 糖質OFFか脂質OFFの表示
糖質15g以下（ご飯・麺は40g以下）に「糖質OFF」、脂質8g以下に「脂質OFF」のアイコンをつけています。

### この本の決まりごと
- 計量の単位…小さじ1＝5㎖、大さじ1＝15㎖、1カップ＝200㎖です。
- 電子レンジ…600Wのものを使用。500Wの場合は加熱時間を1.2倍にするなど、W数に合わせて適宜調整してください。
- オーブントースターは機種により加熱具合に幅があるので、様子をみながら加熱してください。
- ご飯の量は指定以外は1人分100gです。
- 記載の栄養量は日本食品標準成分表2024年版（八訂）をもとに、記載されている分量で計算しています。

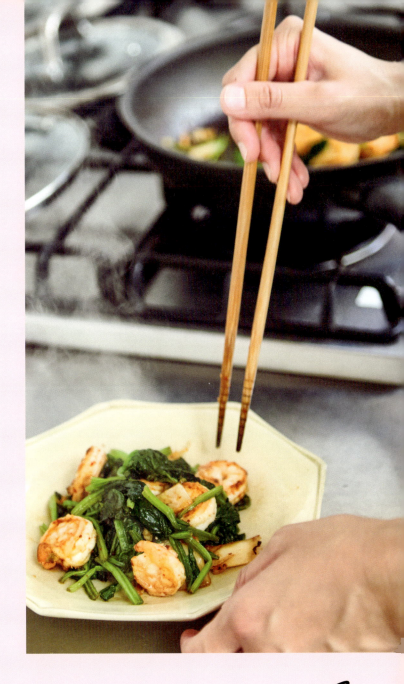

> 1週間
> やりきり

# リセット献立

やみくもに食べる量を減らすのではなく、3食ほどよく食べて1日1500kcalに抑える。つらくないリセット食の考え方を、朝夜1週間分の献立でマスターしましょう。そのままマネすれば簡単にリセットでき、"やせ"メソッドも頭に入ります。

Part 1

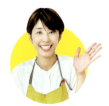

# お手本献立で
# リセットの考え方をマスター！

**1週間がんばるだけ！**

## 低糖質、低脂質、自分に合った方法を選びましょう

　糖質と脂質はストイックに減らしたくなりますが、無理すると続きません。ご飯がないとつらい人は低糖質より低脂質を意識し、主食は軽めでもいいなら低糖質を心がけるなど、体質や体調に合わせて考えましょう。その場合も、ただカロリーの低いものだけを食べるのではなく、野菜、たんぱく質、糖質をバランスよくとることが大事。お手本献立で、どんな食材がリセットに役立つかしっかりチェックして。

### 糖質カットの注意点
### 極端な炭水化物抜きは避けましょう

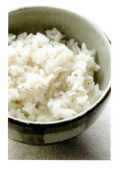

　低糖質にすると短期的には早くやせますが、完全な糖質抜きは危険。とくに脳のエネルギー源はブドウ糖なので、極端に控えすぎると思考がまとまらなくなったり、イライラするなどメンタルや体調に影響します。糖質が多い主食は、減らしすぎずとりすぎずのバランスが肝心。ご飯は100g、パンは薄切りや胚芽入りにすると安心です。

### 脂質カットの注意点
### きちんと計量し、良質の油を少量に

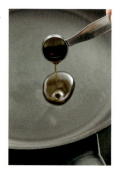

　脂質はホルモンや細胞の材料、脂溶性ビタミンの吸収などに必要な栄養素で、糖質同様に減らしすぎは禁物です。ただし、植物油は大さじ1でエネルギーが126kcalもあるので、無造作に使うと簡単にエネルギー過多になってしまいます。体が使いきれないほどの油をとらないように、計量スプーンは必需品。正確にはかって作りましょう。

## 1日1500kcalが目安。朝と夜の調整を意識して

　リセットごはんは、ふだんの食事で無理なく体重を落とせるメニュー。そのために意識したいのが、1日の摂取カロリーです。リセット期間中は1日1500kcalが目安。活動量の多い昼はしっかり、朝と夜を軽めにします。とくに活動量が減る夜は、余分なエネルギーが体脂肪として蓄積されやすくなるので控えめが理想。次のページからは、このバランスに沿った1週間分の献立案を紹介します。

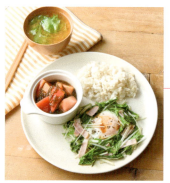

**朝夜合わせて 600〜700kcal**

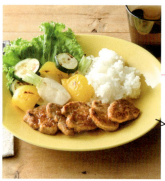

あとは寝るだけ！だから夜は控えめ

### 活動時間中はしっかりめに！
### 昼ごはんは 800kcal目安

▶ 昼ごはんのアドバイスは p.28へ

## 1週間の献立には
# 7つのサブテーマがあります

活動量や代謝は人によって異なります。油で太りやすい人は低脂質、腸の動きが悪い人は食物繊維たっぷりなど、自分に合わせた献立を選ぶことでスムーズなリセットが可能に。

### 1 炭水化物、野菜、たんぱく質のバランスを知る

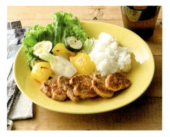

主食より主菜（たんぱく質）を多めに。ワンプレートで盛りつけると、主食、主菜、副菜のバランスが一目瞭然。

### 2 腸活に役立つ食物繊維を意識

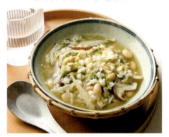

便秘がちな人は、野菜や海藻などの食物繊維をたっぷりと。腸の動きを活発にする食事で排泄力をアップ。

### 3 脂質を少なくする

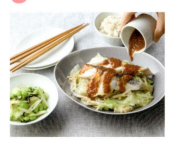

蒸す、ゆでるなど、油を使わない調理法がベスト。脂質が多くなりがちなドレッシングやたれは手作りがおすすめ。

### 4 たんぱく質をたっぷりとる

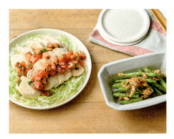

たんぱく質は筋肉を増やし、基礎代謝を上げる重要な栄養素。鶏肉や卵など効率よくとれる食材を活用します。

### 5 糖質を控えめにする

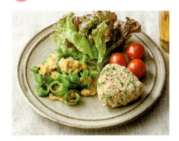

太りやすいといわれる糖質は、コントロールが大事。汁ものや食物繊維で満腹感を出し、無理なく調整します。

### 6 代謝を上げるビタミンB群をとる

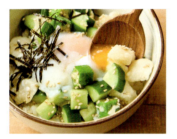

脂質や糖質代謝に必要な補酵素のビタミンB群の欠乏にも注意。豚肉やネバネバ食材などを意識してとり入れて。

### 7 発酵食品で腸を活発に

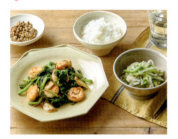

ヨーグルトや納豆、キムチなどの発酵食品は、腸内細菌の種類を増やし、代謝を高めます。積極的に摂取を。

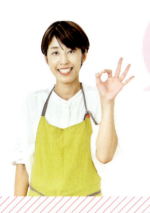

自分にマッチする方法を見つけてアレンジしてみて！

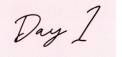

# まずは主菜、副菜、主食の<br>バランスを覚えましょう

*Point*

主菜（たんぱく質）2、副菜（野菜や海藻など）1、主食（炭水化物）1の目安で、野菜とご飯は同量と考えると過不足なく栄養がとれます。ワンプレートならバランスが一目瞭然！

主菜2：主食1：副菜1の<br>お手本バランス献立

朝ごはん

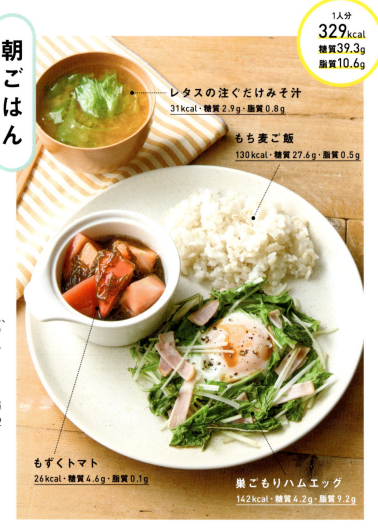

1人分<br>**329**kcal<br>糖質39.3g<br>脂質10.6g

- レタスの注ぐだけみそ汁　31kcal・糖質2.9g・脂質0.8g
- もち麦ご飯　130kcal・糖質27.6g・脂質0.5g
- もずくトマト　26kcal・糖質4.6g・脂質0.1g
- 巣ごもりハムエッグ　142kcal・糖質4.2g・脂質9.2g

## 巣ごもりハムエッグ

**材料**（2人分）

卵… 2個<br>ハム（半分に切り1cm幅に切る）… 2枚分<br>水菜（5cm長さに切る）… ½袋分<br>しょうゆ… 小さじ1<br>粗びき黒こしょう… 少々<br>サラダ油… 小さじ1

**作り方**

1. フライパンにサラダ油をひき、ハム、水菜を入れる。さっと混ぜて半量ずつ丸く広げ、真ん中を少しくぼませて卵を割り入れる。
2. 水大さじ1を回し入れてふたをし、中火にかける。蒸気が出てきたら弱火にし、好みのかたさになるまで2〜3分蒸し焼きにする。
3. 器に盛り、しょうゆをかけて粗びき黒こしょうをふる。

## もずくトマト

**材料**（2人分）

もずく（味つき）… 2パック<br>トマト（ひと口大に切る）… 1個分

**作り方**

ボウルにすべての材料を入れてさっとあえる。

## レタスの注ぐだけみそ汁

**材料**（2人分）

レタス（食べやすくちぎる）… 1枚分<br>A［かつお節… 4g／みそ… 小さじ4］<br>熱湯… 1と¾カップ

**作り方**

器にレタス、Aを半量ずつ入れて熱湯を半量ずつ注ぎ、よく混ぜる。

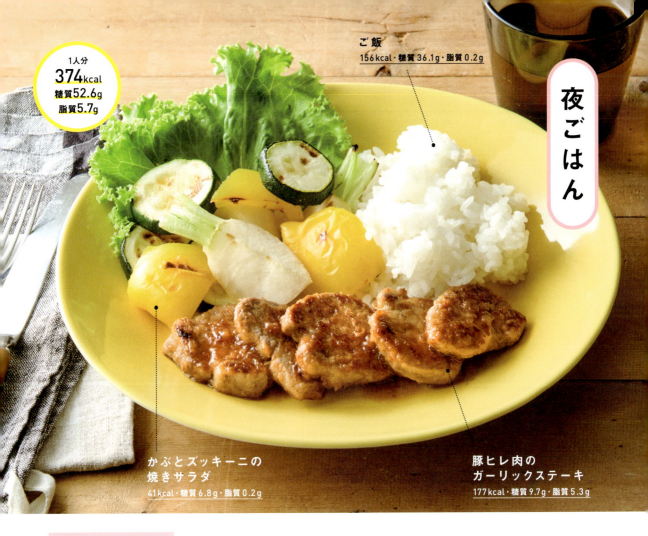

1人分
**374kcal**
糖質52.6g
脂質5.7g

ご飯
156kcal・糖質36.1g・脂質0.2g

夜ごはん

かぶとズッキーニの
焼きサラダ
41kcal・糖質6.8g・脂質0.2g

豚ヒレ肉の
ガーリックステーキ
177kcal・糖質9.7g・脂質5.3g

# 豚ヒレ肉の
## ガーリックステーキ献立

脂質の少ないヒレ肉や
ドレッシング不要の
サラダでカロリーを抑えます

### 豚ヒレ肉の ガーリックステーキ

**材料** (2人分)

豚ヒレ肉(ブロック・1.5cm厚さに切る)…200g
小麦粉…適量
A ┌ 酒・みりん…各大さじ1
  │ しょうゆ…大さじ1
  └ おろしにんにく…小さじ½
サラダ油…小さじ1

**作り方**

1 豚肉は小麦粉をまぶす。
2 フライパンにサラダ油を中火で熱し、1を2分ほど焼く。焼き目がついたら上下を返し、弱火にして1〜2分焼く。火が通ったら混ぜ合わせたAを加えてからめる。

### かぶとズッキーニの 焼きサラダ

**材料** (2人分)

かぶ…2個
ズッキーニ(1cm幅の輪切り)…1本分
黄パプリカ(ひと口大に切る)…½個分
A ┌ レモン汁…大さじ1
  │ 塩…小さじ¼
  └ こしょう…少々
グリーンカール…適量

**作り方**

1 かぶは茎を2〜3cm残して4等分のくし切りにする。
2 魚焼きグリルを中火で熱し、かぶ、ズッキーニ、パプリカを並べて5〜6分焼く。ボウルに入れ、Aを加えてさっとあえる。
3 器に盛り、ちぎったグリーンカールを添える。

# きのこと根菜をたっぷり！
## 食物繊維で腸の動きを高めて

**Point**
食物繊維は腸内環境をよくして便のかさを増やすだけでなく、血糖値の急上昇を抑え、糖質が脂肪に変わるのも防ぎます。とくに根菜、海藻、きのこに多いので、積極的にとりましょう。

### 朝ごはん

海藻、きのこに野菜も入れて具だくさんに。朝からおなかも快調！

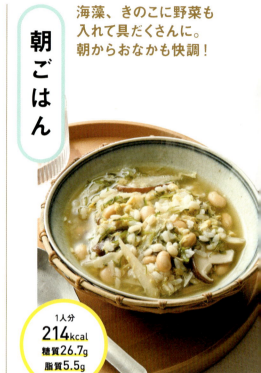

1人分 214kcal
糖質26.7g
脂質5.5g

## 豚肉とブロッコリーのオイスター炒め

**材料（2人分）**

豚もも薄切り肉（ひと口大に切る）…120g
ブロッコリー（小房に分ける）…1/3株分
塩・こしょう…各少々
れんこん（1cm幅のいちょう切り）…150g
A［酒・オイスターソース…各大さじ1
　　しょうゆ…小さじ1/2］
ごま油…小さじ1

**作り方**

1. 豚肉は塩、こしょうをふる。れんこんは水にさっとさらして水けをきる。
2. フライパンにブロッコリー、れんこん、水大さじ2を入れてふたをし、中火にかける。蒸気が上がってきたら弱火にして3分ほど蒸し焼きにし、いったん取り出す。
3. 2のフライパンにごま油を熱し、中火で1の豚肉を炒める。肉の色が変わったら2を戻し入れ、Aを加えてさっとからめる。

## 豆苗の簡単ナムル

**材料（2人分）**

豆苗（3等分に切る）…1/2袋分
ごま油…小さじ1
白すりごま…小さじ1
塩…少々

**作り方**

ボウルにすべての材料を入れてあえる。

## どっさりわかめの中華スープ

**材料（2人分）**

乾燥わかめ…大さじ1
A［水…2カップ
　　鶏ガラスープの素…小さじ1/2
　　しょうゆ…小さじ1
　　塩・こしょう…各少々］
万能ねぎの小口切り…4本分

**作り方**

1. 鍋にAを煮立たせて、わかめを加えて中火でさっと煮る。
2. 器に万能ねぎを等分に入れ、1を注ぐ。

## めかぶと卵の雑炊

**材料（2人分）**

めかぶ…2パック
卵（溶きほぐす）…1個分
A［だし汁…2カップ
　　しょうゆ…小さじ1
　　塩…小さじ1/3］
ごぼう（ささがきにする）…1/2本分
しいたけ（5mm幅の薄切り）…2個分
もち麦ご飯…150g
蒸し大豆…50g

**作り方**

1. ごぼうはさっと水にさらし、水けをきる。
2. 鍋にAを入れて煮立て、ごぼう、しいたけを加えて弱火で3〜4分煮る。ご飯、蒸し大豆、めかぶを加えてさっと煮て、溶き卵を回し入れる。ふんわり火が通るまで1〜2分煮る。

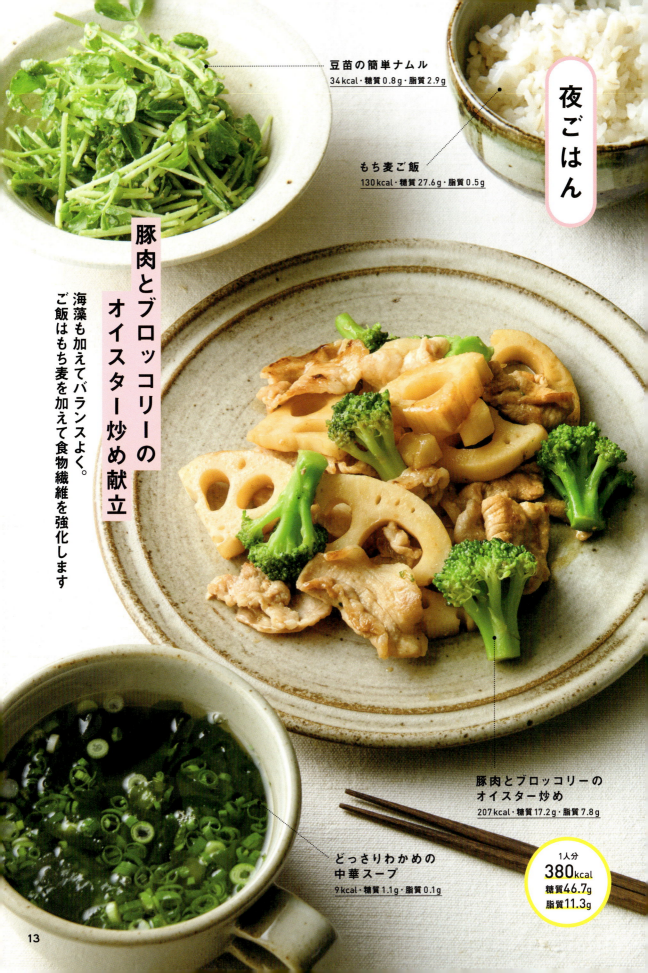

夜ごはん

豆苗の簡単ナムル
34kcal・糖質0.8g・脂質2.9g

もち麦ご飯
130kcal・糖質27.6g・脂質0.5g

## 豚肉とブロッコリーのオイスター炒め献立

海藻も加えてバランスよく。
ご飯はもち麦を加えて食物繊維を強化します

豚肉とブロッコリーのオイスター炒め
207kcal・糖質17.2g・脂質7.8g

どっさりわかめの中華スープ
9kcal・糖質1.1g・脂質0.1g

1人分
**380kcal**
糖質46.7g
脂質11.3g

# 食材選びや調理法の工夫で徹底的に脂質をカット!

*Point*
知らず知らずのうちにとりすぎてしまう油を、徹底セーブ。豆腐や白身魚など脂質の少ない食材にしたり、蒸す、あえるなど油を使わない調理法にすると、簡単にカロリーダウンできます。

## 朝ごはん

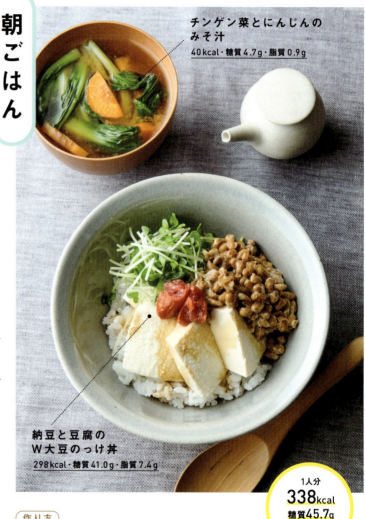

**チンゲン菜とにんじんのみそ汁**
40kcal・糖質4.7g・脂質0.9g

**納豆と豆腐のW大豆のっけ丼**
298kcal・糖質41.0g・脂質7.4g

1人分 **338kcal** 糖質45.7g 脂質8.3g

脂質が少なくて良質の植物性たんぱく質をたっぷりとれます

### 納豆と豆腐のW大豆のっけ丼

**材料**（2人分）
納豆…2パック
絹ごし豆腐…2/3丁
温かいご飯…200g
貝割れ菜（3等分に切る）…1/2パック分
梅干し（ちぎって種を取る）…1個分
しょうゆ…小さじ2

**作り方**
1 豆腐はペーパータオルに包んで水けを拭き取る。
2 器にご飯を盛り、豆腐をスプーンですくってのせる。納豆、貝割れ菜、梅干しをのせてしょうゆをかける。

### チンゲン菜とにんじんのみそ汁

**材料**（2人分）
チンゲン菜…1株
にんじん（5mm幅の半月切り）…1/6本分
だし汁…2カップ
みそ…大さじ1と1/2

**作り方**
1 チンゲン菜は長さを3等分に切り、茎は縦6〜8等分にする。
2 鍋にだし汁を沸かし、にんじん、チンゲン菜の茎を弱火で5〜6分煮る。火が通ったらチンゲン菜の葉を加えてさっと煮る。みそを溶き入れる。

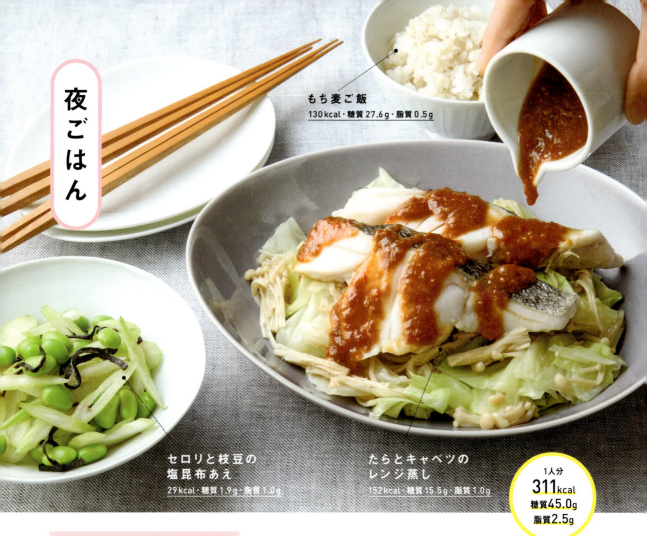

夜ごはん

もち麦ご飯
130kcal・糖質27.6g・脂質0.5g

セロリと枝豆の
塩昆布あえ
29kcal・糖質1.9g・脂質1.0g

たらとキャベツの
レンジ蒸し
152kcal・糖質15.5g・脂質1.0g

1人分
**311kcal**
糖質45.0g
脂質2.5g

## たらとキャベツの レンジ蒸し献立

油を使わないレンジ蒸しなら
ローカロリー。ピリ辛の香味だれで
おいしくいただきます

### たらとキャベツの レンジ蒸し

**材料**（2人分）

たら…2切れ
キャベツ（4〜5cm四方のざく切り）…4枚分
えのきたけ（半分に切ってほぐす）…1袋分
酒…大さじ1
A ┌ みそ…大さじ1と1/2
　├ 酢・砂糖…各小さじ2
　└ 豆板醤…小さじ1/4

**作り方**

1 耐熱皿にキャベツ、えのき、たらの順にのせて酒を回しかけ、ふんわりラップをかけて電子レンジで7分加熱する。

2 器に盛り、合わせたAをかける。

### セロリと枝豆の 塩昆布あえ

**材料**（2人分）

セロリ（2〜3mm幅の斜め薄切り）…1本分
冷凍枝豆（解凍してさやから出す）
　…50g（正味25g）
A ┌ 塩昆布…5g
　└ 塩…少々

**作り方**

ボウルにすべての材料を入れてあえる。

# Day 4

## 「たんぱく質をしっかりとる」が今日のテーマ！

### Point
筋肉をつくる材料になるたんぱく質。肉や卵に豊富に含まれているので、朝夜ともしっかりとりましょう。鶏むね肉はとくに含有量が多め。油を使わない蒸し鶏にするとよりヘルシーです。

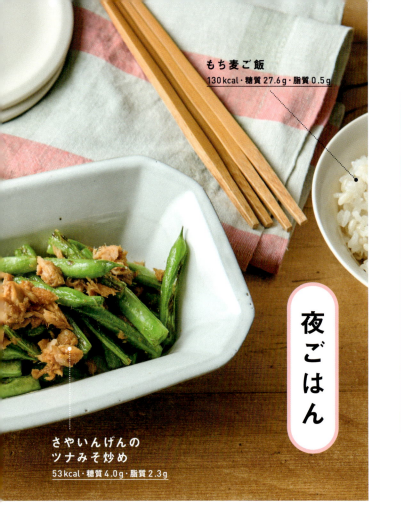

**夜ごはん**

もち麦ご飯
130kcal・糖質27.6g・脂質0.5g

さやいんげんのツナみそ炒め
53kcal・糖質4.0g・脂質2.3g

---

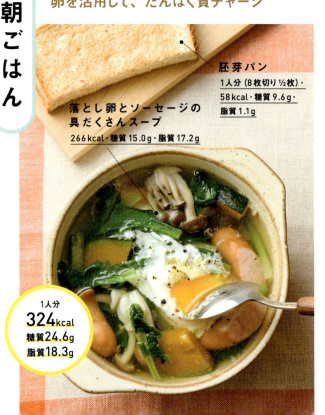

**朝ごはん**

調理が手軽なソーセージや卵を活用して、たんぱく質チャージ

胚芽パン
1人分（8枚切り½枚）・58kcal・糖質9.6g・脂質1.1g

落とし卵とソーセージの具だくさんスープ
266kcal・糖質15.0g・脂質17.2g

1人分
**324kcal**
糖質24.6g
脂質18.3g

### 落とし卵とソーセージの具だくさんスープ

**材料（2人分）**

- 卵…2個
- ソーセージ（斜め半分に切る）…4本分
- A
  - 水…3カップ
  - 顆粒コンソメ…小さじ1
  - 塩…小さじ⅓
  - こしょう…少々
- かぼちゃ（1cm幅のひと口大に切る）…100g
- しめじ（小房に分ける）…1パック分
- 小松菜（5cm長さに切る）…⅓袋分
- 粗びき黒こしょう…少々

**作り方**

1. 鍋にAを煮立たせ、ソーセージ、かぼちゃ、しめじを加える。ふたをして弱火で4〜5分煮る。
2. 野菜に火が通ったら小松菜を加えてさっと煮て、卵を割り入れる。ふたをして弱火のまま、好みのかたさになるまで煮る。器に盛り、粗びき黒こしょうをふる。

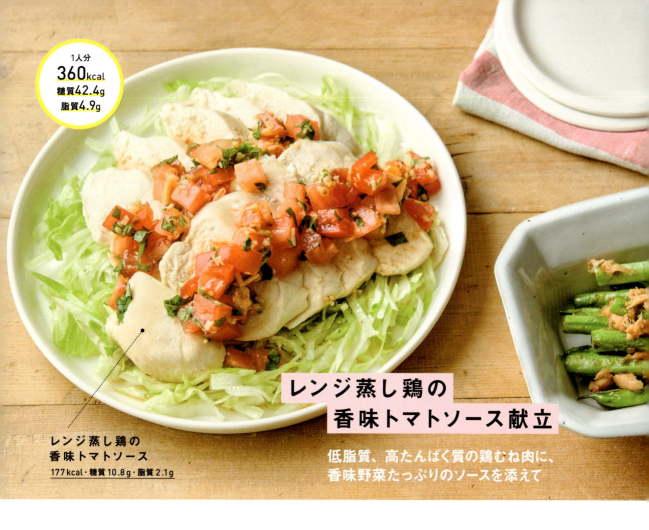

1人分 360kcal 糖質42.4g 脂質4.9g

レンジ蒸し鶏の香味トマトソース
177kcal・糖質10.8g・脂質2.1g

## レンジ蒸し鶏の香味トマトソース献立

低脂質、高たんぱく質の鶏むね肉に、香味野菜たっぷりのソースを添えて

### レンジ蒸し鶏の香味トマトソース

**材料（2人分）**

- 鶏むね肉…1枚（250g）
- A ┌ 塩・砂糖…各小さじ½
　　└ こしょう…少々
- 酒…大さじ1
- B ┌ トマト（1cm角に切る）…1個分
　　│ 青じそ（粗みじん切り）…5枚分
　　│ しょうが（みじん切り）…1かけ分
　　└ レモン汁・しょうゆ…各大さじ1
- レタス（5mm幅の細切り）…2枚分

**作り方**

1. 鶏肉は皮と余分な脂身を取り除き、耐熱皿にのせてAをすり込む。酒をふり、ふんわりラップをかけて電子レンジで2分加熱する。いったん取り出して上下を返し、再びラップをかけて2分加熱する（生っぽいところがあればさらに30秒加熱する）。ラップをかけたまま10分ほどおき、食べやすく切る。
2. ボウルにBを入れて混ぜる。
3. 器にレタスを敷いて1を盛り、2をかける。

### さやいんげんのツナみそ炒め

**材料（2人分）**

- さやいんげん（3等分に切る）…10本分
- ツナ水煮缶（汁けを切る）…½缶分（35g）
- A ┌ みそ・酒・砂糖…各小さじ1
- サラダ油…小さじ1

**作り方**

1. フライパンにサラダ油を中火で熱し、さやいんげんを炒める。
2. 火が通ったらツナを加えてさっと炒め、合わせたAを加えてからめる。

# Day 5 ご飯を控えて糖質カット。オートミールなどを上手に活用

*Point*
糖質を無理なく減らすときは、食物繊維の豊富なオートミールで代用したり、スープでお腹いっぱいになる鍋を献立にとり入れるのがコツ。お腹にたまるので、ご飯がなくてももの足りなさを感じません。

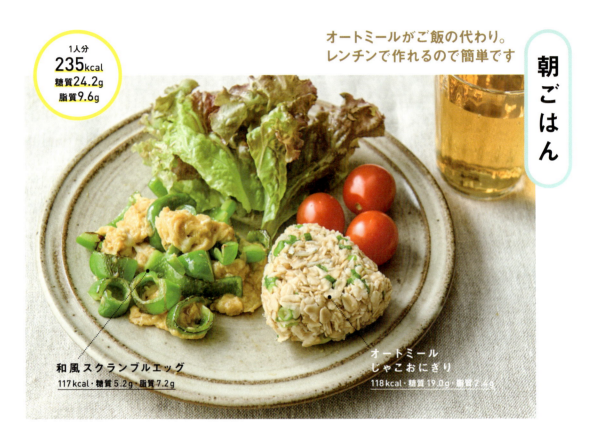

朝ごはん

オートミールがご飯の代わり。レンチンで作れるので簡単です

1人分 235kcal　糖質24.2g　脂質9.6g

和風スクランブルエッグ
117kcal・糖質5.2g・脂質7.2g

オートミールじゃこおにぎり
118kcal・糖質19.0g・脂質2.4g

## 和風スクランブルエッグ

**材料（2人分）**

卵…2個
ピーマン（横1cm幅に切る）…2個分
しょうゆ…大さじ½
サニーレタス、ミニトマト…各適量
ごま油…小さじ1

**作り方**

1. ボウルに卵を溶きほぐし、しょうゆを加えて混ぜる。
2. フライパンにごま油を中火で熱し、ピーマンを炒める。しんなりしたら1を流し入れ、ふんわり混ぜながら火を通す。器に盛り、ちぎったサニーレタス、ミニトマトを添える。

## オートミールじゃこおにぎり

**材料（2人分）**

オートミール（ロールドオーツ）…60g
A ┌ ちりめんじゃこ…小さじ2
　├ 万能ねぎ（小口切り）…2本分
　└ 白いりごま…小さじ1
塩…少々

**作り方**

1. 耐熱ボウルにオートミール、水½カップを入れ、ラップをかけずに電子レンジで1分30秒加熱する。
2. 1にAを加えてさっくりと混ぜ、半量ずつラップで包んでおにぎりにし、塩をふる。

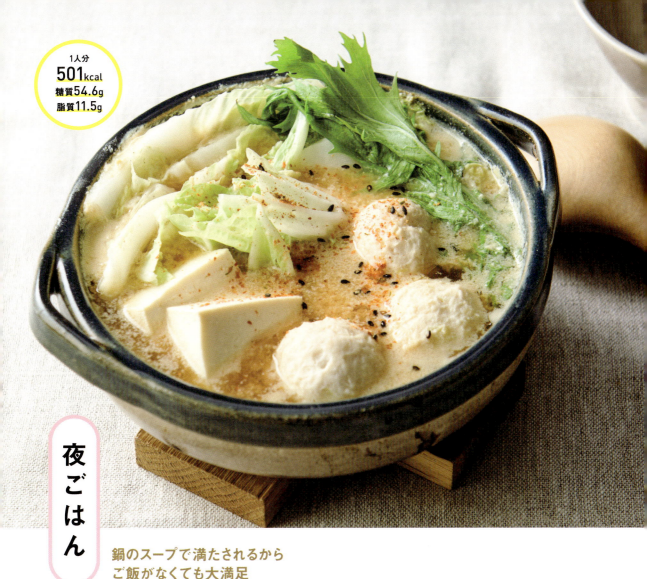

1人分
501kcal
糖質54.6g
脂質11.5g

## 夜ごはん

鍋のスープで満たされるから
ご飯がなくても大満足

### ふわふわ鶏だんごの豆乳鍋

**材料（2人分）**

鶏むねひき肉…200g
A
- 長ねぎ（みじん切り）…½本分
- 片栗粉…大さじ1
- 酒…大さじ½
- 塩…小さじ¼
- こしょう…少々

B
- だし汁…2カップ
- みりん…大さじ2
- 酒…大さじ1

白菜（ざく切り）…⅛個分（200g）
木綿豆腐（食べやすい大きさに切る）…½丁分

C
- 無調整豆乳…1カップ
- みそ…大さじ2
- 白すりごま…大さじ1

水菜（7〜8cm長さに切る）…½束分
七味唐辛子…適量

**作り方**

1 ボウルにひき肉、Aを入れてよく練り混ぜ、8等分にして丸める。

2 鍋にBを煮立て、1を加えて煮る。肉の色が変わったら白菜、豆腐を加えて弱火にし、ふたをして10分ほど煮る。

3 野菜がやわらかくなったらCを加えて温め、水菜を加えてさっと煮る。仕上げに七味唐辛子をふる。

**シメがほしいときは**

もち麦ご飯100gを鍋の残ったスープに入れ、さっと煮ておじやにする。

# Day 6 代謝を上げるビタミンB群を意識してみて

## Point
食べたものをエネルギーとして消費するには、たんぱく質や糖質などの補酵素として働くビタミンB群が不可欠。ストレスや偏った食事などで意外と不足しているので、B群を豊富に含む食材を意識して食べましょう。

## 豚肉とアスパラのフライパン蒸し

**材料**（2人分）

豚ももしゃぶしゃぶ用肉…100g
グリーンアスパラガス（斜め切り）…3本分
A[ 水…1カップ
　　酒…大さじ1
　　塩…小さじ1/3
　　こしょう…少々 ]
あさり（よく洗う）…100g
玉ねぎ（1.5cm幅のくし形切り）…1/2個分
にんにく（薄切り）…1片分
レモンのくし形切り…2切れ

**作り方**

1. フライパンにAを煮立て、あさり、アスパラ、玉ねぎ、にんにくを入れ、豚肉を1枚ずつほぐして上に広げ入れる。ふたをして弱火にし、5〜6分蒸し煮にする。
2. 器に盛り、レモンを添える。

## パプリカのマスタードマリネ

**材料**（2人分）

赤パプリカ（縦1cm幅に切る）…1個分
A[ アーモンド（粗く刻む）…5粒分
　　粒マスタード…大さじ1
　　はちみつ…小さじ2
　　塩…小さじ1/4
　　こしょう…少々 ]

**作り方**

耐熱ボウルにパプリカを入れ、ふんわりラップをかけて電子レンジで1分30秒加熱する。水けをきり、Aを加えて混ぜる。

## 朝ごはん

玄米はエネルギー代謝を助けるビタミンB群が白米より豊富！

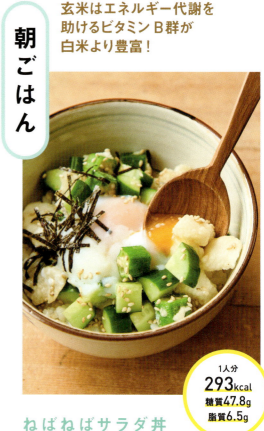

1人分
**293kcal**
糖質47.8g
脂質6.5g

## ねばねばサラダ丼

**材料**（2人分）

きゅうり…1本
オクラ（1cm幅の小口切り）…4本分
長いも（ポリ袋に入れて粗くたたく）…100g
A[ めんつゆ（3倍濃縮）…大さじ1と1/3
　　酢…小さじ2 ]
玄米ご飯…200g
刻みのり…適量
温泉卵…2個
白いりごま…小さじ1/2

**作り方**

1. きゅうりは縦4等分にして、1cm幅に切る。
2. 耐熱ボウルにオクラを入れ、ふんわりラップをかけて電子レンジで30秒加熱する。1、長いも、Aを加えてあえる。
3. 器にご飯を盛り、2をのせる。温泉卵、刻みのりをのせ、白いりごまをふる。

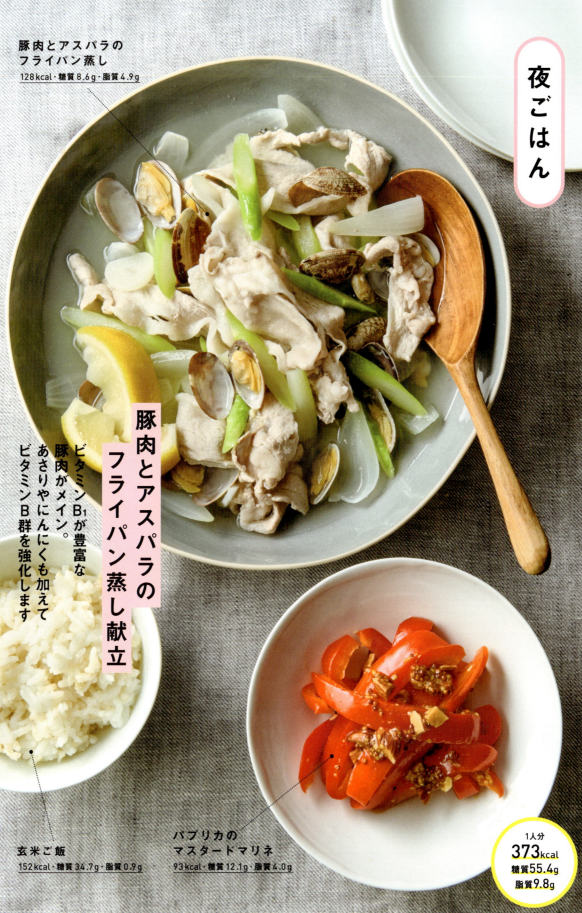

# 夜ごはん

## 豚肉とアスパラのフライパン蒸し献立

ビタミンB₁が豊富な豚肉がメイン。あさりやにんにくも加えてビタミンB群を強化します

豚肉とアスパラのフライパン蒸し
128kcal・糖質8.6g・脂質4.9g

玄米ご飯
152kcal・糖質34.7g・脂質0.9g

パプリカのマスタードマリネ
93kcal・糖質12.1g・脂質4.0g

1人分
**373kcal**
糖質55.4g
脂質9.8g

# Day 7 腸の動きを活発にする発酵食品をとり入れます

*Point*
腸内環境の改善や代謝、ホルモンの活性化、消化促進など、体にとってさまざまな働きが期待できる善玉菌。ヨーグルトやキムチといった発酵食品も積極的にとり、腸内細菌を味方につけましょう。

バターの代わりにヨーグルトをパンに塗る新しい食べ方を試してみて！

## 朝ごはん

1人分 **158kcal** 糖質25.3g 脂質2.1g

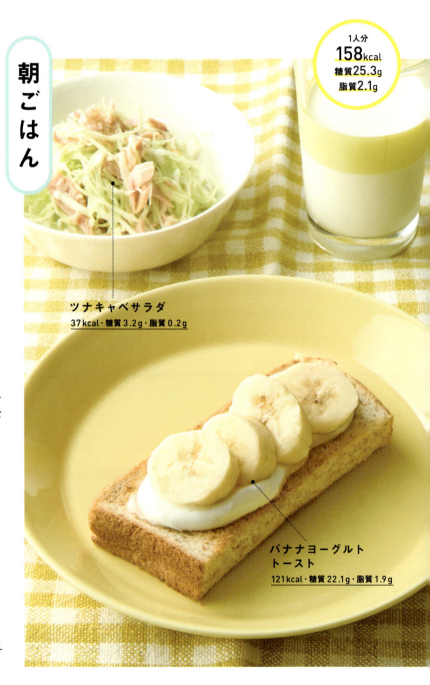

**ツナキャベサラダ**
37kcal・糖質3.2g・脂質0.2g

**バナナヨーグルトトースト**
121kcal・糖質22.1g・脂質1.9g

### バナナヨーグルトトースト

**材料（2人分）**

バナナ（1cm幅の輪切り）…1本分
胚芽パン（8枚切り・半分に切る）…1枚分
ギリシャヨーグルト…50g
はちみつ…小さじ1

**作り方**

胚芽パンはトーストし、ヨーグルトを塗ってバナナをのせ、はちみつをかける。

### ツナキャベサラダ

**材料（2人分）**

ツナ水煮缶（汁けをきる）…1缶分（70g）
キャベツ（せん切り）…2枚分
レモン汁…小さじ2
塩…小さじ1/4
こしょう…少々

**作り方**

ボウルにすべての材料を入れてあえる。

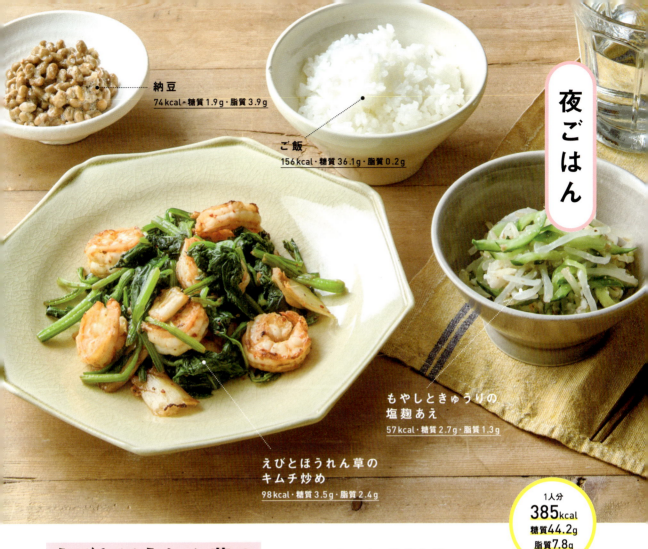

納豆
74kcal・糖質1.9g・脂質3.9g

ご飯
156kcal・糖質36.1g・脂質0.2g

夜ごはん

もやしときゅうりの
塩麹あえ
57kcal・糖質2.7g・脂質1.3g

えびとほうれん草の
キムチ炒め
98kcal・糖質3.5g・脂質2.4g

1人分
**385kcal**
糖質44.2g
脂質7.8g

# えびとほうれん草の キムチ炒め献立

キムチや塩麹などの
発酵食品をうまく合わせて。
納豆も加えれば、さらに効果アップ!

## えびとほうれん草の キムチ炒め

**材料** (2人分)

えび(背わたを取る)…12尾分
ほうれん草(5cm長さに切る)…1束分
白菜キムチ(大きければざく切り)…80g
しょうゆ…小さじ1
ごま油…小さじ1

**作り方**

1. ほうれん草は耐熱ボウルに入れ、ふんわりラップをかけて電子レンジで2分加熱する。しんなりしたら5分ほど水にさらし、水けを絞る。
2. フライパンにごま油を中火で熱し、えびを炒める。色が変わったらキムチを加えて炒め、1を加えてさっと炒め合わせる。しょうゆを回し入れてさっとからめる。

## もやしときゅうりの 塩麹あえ

**材料** (2人分)

もやし…1袋分
きゅうり(細切り)…1本分
塩…小さじ1/4
A ┌ 塩麹…大さじ1と1/2
　├ 酢…小さじ2
　└ かつお節…2g

**作り方**

1. 耐熱ボウルにもやしを入れ、ふんわりラップをかけて電子レンジで3分加熱する。粗熱をとって水けを絞る。
2. きゅうりは塩をまぶして10分ほどおき、水けを絞る。
3. ボウルに1、2、Aを入れてあえる。

*How to reset*

## リセットごはんのコツ、覚えておきましょう

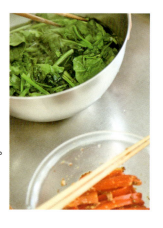

> 食材のこと
> リセットに最適な食材選びが大切!

### 1 野菜はたっぷり！

代謝に必要なビタミンやミネラルの供給源となる野菜。不足すると代謝が落ち、エネルギーが余分な脂肪として蓄積されてしまいます。リセット期間中は、ふだん以上に野菜をとる意識を持ちましょう。根菜は不溶性食物繊維も多いので、お通じをよくする効果も。

### 2 主食はより体にいいものを選んで量を控えめに

炭水化物はエネルギー源として重要。選び方と量に注意して摂取しましょう。ミネラルの少ない精白米はもち麦を加えたり、パンは雑穀入りを選ぶなどの工夫でヘルシーに糖質補給できます。リセット期間中のご飯は100gが目安。いつもより軽めを心がけて。

**もち麦ご飯や玄米ご飯がおすすめ**

玄米、胚芽米、もち麦などに含まれる食物繊維は、糖の吸収をゆるやかにし、太りにくくする働きがあります。

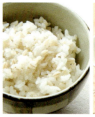

**パンは胚芽入りを選んで**

精白された白いパンより、薄茶色の胚芽パンがおすすめ。小麦ふすまの食物繊維が血糖値を上げにくくします。

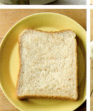

**麺は半分にして具を多めに**

糖質が気になる人は半量にセーブ。焼きそばは袋ごと半分に切ったり、うどんは半量ずつ使える冷凍を活用して。

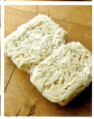

### 3 腸活に効果のある発酵食品は常備して

発酵食品のメリットはさまざま。腸内細菌のえさになって腸内環境をよくしたり、細菌の代謝物によってビタミンが増えたり、やせにつながる働きが期待できます。発酵食品は日もちもするので、ちょっともの足りないときにプラスする副菜としても重宝します。

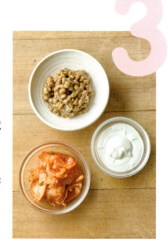

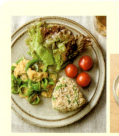

**この食材にも注目！**

**食物繊維が豊富なオートミールも活用して**

ご飯のように食べられて太りにくいオートミール。おすすめは、かみごたえがあるロールドオーツタイプ。水を加えてレンジ加熱するだけで玄米ご飯風の食感が楽しめます。

## 4 主菜は低カロリー、高たんぱく質を意識して選ぶ

肉、魚はふつうの献立と同じように食べられますが、部位や種類は脂質が少なくたんぱく量の多いものにチェンジ。鶏ならささみやむね肉、豚は赤身のヒレやももに。脂肪燃焼効果のあるラム肉などもおすすめです。魚介はたらなどの白身魚やえびが脂質が少なくヘルシー。

### 豚肉
#### ビタミンB摂取に不可欠。脂質の少ないヒレやももを

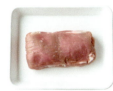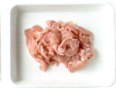

糖質をエネルギーに変えるのに必要なビタミン$B_1$、アミノ酸の合成に必要なビタミン$B_6$など、B群を豊富に含む豚肉。含有量の多い赤身がとくにおすすめです。

### ひき肉
#### 脂質の少ない"鶏むね"推奨！

意外と脂質が多いひき肉は、豚肉や合いびきを避け、脂身の少ない鶏むね肉を選ぶと安心。豚肉の場合は、白い部分が少ない赤身率の高いものを選んで。

### ラム肉
#### 脂肪燃焼効果が期待できます

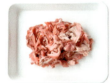

ふだん食べる機会が少ないラム肉ですが、じつはリセット向き。ラムの脂肪は体内で吸収されにくく、脂肪燃焼効果を助ける効果があるカルニチンも豊富です。

### 魚介
#### 低脂質のたらやえびがおすすめ

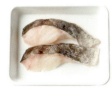

脂質が多い青魚、大型魚は避け、白身魚や甲殻類に注目を。白身魚のたらは魚の中では高たんぱく低脂質で、鶏むね肉に匹敵する優秀食材です。

### 鶏肉
#### 脂質の少ないむね肉やささみがおすすめ

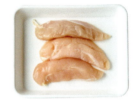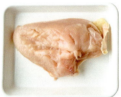

高たんぱく、低脂質の理想的な食材。食べごたえがあるので、少ない量でも満足感があります。蒸したり、ゆでるとパサつきやすさもカバーできます。

**もも肉は皮をはずして調理を**

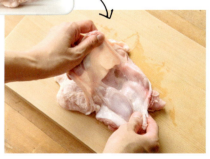

もも肉を使う場合は皮を取ればOK。手で引っ張るようにはがし、皮の下にある黄色い脂もていねいに取るとカロリーダウンできます。

---

**この食材にも注目！**

### 代謝にかかわるビタミン、ミネラルを含む食材を意識して

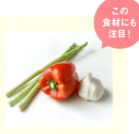

野菜や海藻などに含まれるビタミンやミネラルは、三大栄養素の分解や合成を助けるために必須の栄養素。不足すると、やせないばかりか体の調子を崩す原因になるので、食事で必ずとりましょう。

# 調理のこと

ほんのひと工夫でリセット向きおかずに

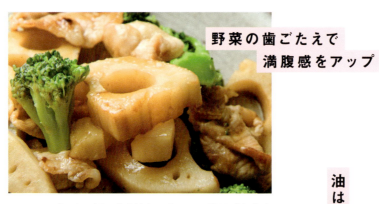

**野菜の歯ごたえで満腹感をアップ**

リセットごはんの量はやや控えめなので、満足感を出すことがとても大事。根菜やきのこなど歯ごたえのある食材を使う、厚めに切ってかみごたえを出すなど、食べるのに時間がかかる「ひと工夫」で腹もちがよくなります。

**油は少量。ふたをして蒸し炒めにして**

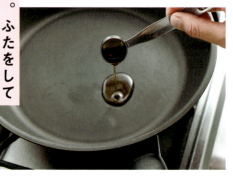

植物油は種類にかかわらず大さじ1杯でエネルギーが100kcal以上あり、ボトルから直接入れると簡単にカロリーアップしてしまいます。面倒でも計量スプーンを使ったり、油を使わない蒸し炒めにして、調理油のカロリーを節約して。

**レンチン調理なら、油は不要**

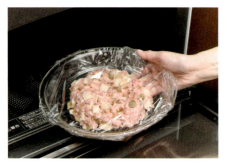

電子レンジのメリットは、油を使わず調理ができるので手軽にカロリーが抑えられる点。洗いものが減らせたり、時短で作れたり、自炊の負担も減らせるので積極的に活用して。

**たっぷりの野菜を巻いてボリュームアップ**

＼薄切り肉少量でぴっちり巻いて〜／

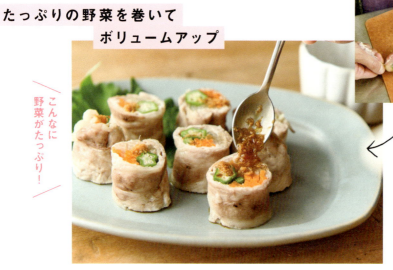

＼こんなに野菜がたっぷり！／

少ない肉でも満足感を出すには、たっぷりの野菜がポイント。たとえば豚の薄切り肉も、野菜を巻いてレンチンすれば、食べごたえ満点の肉巻きおかずに。食物繊維がとれて腸活効果も！

ローカロリーなのに満足感がある食材の筆頭といえば、たんぱく質源の豆腐や納豆。豆腐でご飯をかさ増ししたり、納豆を添えることでもの足りなさを解消。冷蔵庫にぜひ常備しましょう。

## 豆腐や納豆で手軽にかさ増し

## 汁けやとろみでお腹をふくらます

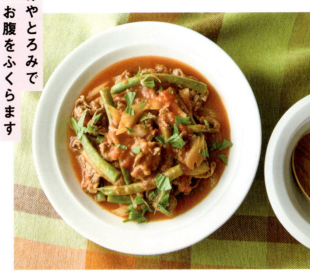

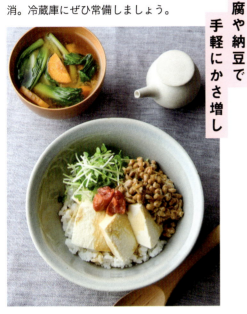

ヘルシーすぎるともの足りず、間食に走る原因に。そこでとり入れたいのが、汁けの多いスープ風や、とろみがついたあんかけ風のおかず。具＋水分でお腹がふくれて、食欲がしっかり満たされます。

## 脂肪分の高い乳製品の代わりに豆腐を活用

なめらかな豆腐クリームをオン

とろ〜りヘルシーなグラタンに

リセット中、注意したいのが乳製品。脂質が高いため、とる量と頻度は控えめにします。クリーミーな味わいを出したいときは、豆乳や豆腐がおすすめ。カロリーを心配せずに楽しめます。

## カレー、しょうが、梅などダイエット効果のある味に

代謝を助けたり、ホルモンを活性化する働きのある香辛料や酸味は、積極的にとり入れたいもの。こしょう、赤唐辛子などのほか、酢を使った料理も内臓脂肪を落とす働きが期待できます。

## ご飯がすすむ濃い味つけを避ける

おかずのカロリーは、味つけで大きく変わります。危険なのは、砂糖を使う甘じょっぱい味や、塩けや油分の多いこってりやみつき系。確実にご飯がすすんでしまうので、リセット中は控えめに！

シチュエーション別

# お昼ごはんのアドバイス

昼ごはんの目安は800kcalなので、比較的自由に選んでも大丈夫。とはいえ、揚げものやカップ麺など糖質、脂質に偏ったメニューは避けたいもの。外食やおやつ、お酒とのつき合い方も含め、太りにくいものを選びましょう。

## おうちごはん

### 基本は朝夜と同様にバランスよく！

炭水化物、たんぱく質、ビタミン、ミネラルがバランスよくとれれば、組み合わせは自由。ただし、昼はパンや麺、丼など炭水化物や脂質の多い軽食メニューになりがちなので、具材や副菜で肉、魚、野菜を補い、栄養が偏らないように気をつけましょう。

### 麺は量を少なめにし、野菜やたんぱく質をたっぷり

炭水化物に偏りやすい麺類は、野菜や肉をたっぷり入れてたんぱく質や食物繊維をしっかりとりましょう。麺の量を減らすのも効果的。袋麺はキッチンばさみで半分に切ったり、ハーフサイズの冷凍麺を使うと糖質オフに。

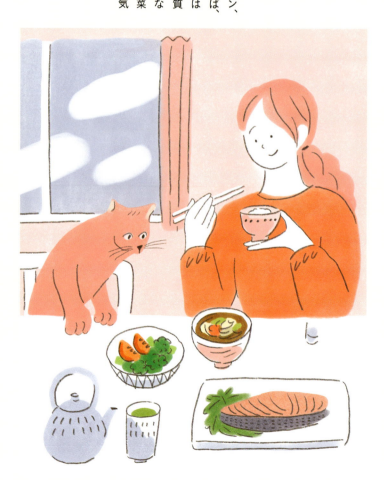

おすすめの食材

卵　わかめ　きのこ
豚しゃぶしゃぶ用肉など
たんぱく質や食物繊維、
ビタミン類がとれるもの

NGの食材

天ぷら　油揚げなど
脂質の多い揚げものなどは避ける

## コンビニごはん

### 揚げものを避けると余分なカロリーが抑えられる

フライドチキンやコロッケが並ぶレジ横のホットスナックコーナーは危険エリア。多くがハイカロリーものなので、たんぱく質おかずを探すなら、惣菜エリアをチェックしましょう。困ったときはゆで卵かサラダチキンが安心です。

### 栄養表示のラベルはかならずチェック！

弁当やおかずなどの加工品は、ラベルを見ると栄養量が一目瞭然。カロリーや食物繊維などがすべて表示されています。買う前にラベルを見るクセをつけると、カロリーが少ないものを自然と選べるようになりますよ。

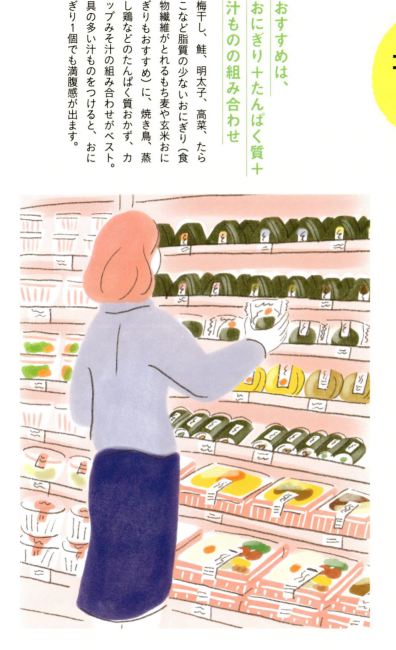

### おすすめは、おにぎり＋たんぱく質＋汁ものの組み合わせ

梅干し、鮭、明太子、高菜、たらこなど脂質の少ないおにぎり（食物繊維がとれるもち麦や玄米おにぎりもおすすめ）に、焼き鳥、蒸し鶏などのたんぱく質おかず、カップみそ汁の組み合わせがベスト。具の多い汁ものをつけると、おにぎり1個でも満腹感が出ます。

### 菓子パンや甘い飲みものはNG

ドーナツやあんまん、袋入りの菓子パンは、砂糖がたっぷり。カロリーの範囲内であってもリセット中はなるべくガマン。意外な落とし穴は飲みもの。ヨーグルトドリンクやラテも糖質が多めなので甘くないものを選びましょう。

### お弁当は魚メインの幕の内などに

お弁当は栄養バランスがとりやすいのでおすすめですが、選ぶならから揚げ、とんかつなど揚げもの系より魚おかずに。魚おかずでもフライより焼き魚など、より脂質が少ない和食の幕の内弁当などをチェックしましょう。

### 麺やワンボウルご飯は脂質が少ないものに

卵や肉入りのワンボウルはたんぱく質がとれますが、脂質が多いものや甘辛味のものが多いので、脂質はカロリーを確認して。麺類は、栄養表示でカロリーを確認して。パスタより、油の少ないそばにしておかずを添えるといいバランスに。

# 外食ごはん

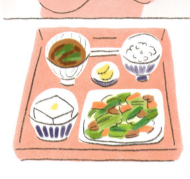

## 理想はバランスのいい和定食スタイル

和風の定食は、ご飯にみそ汁、魚や卵に野菜の小鉢など品数多く食べられるのがいいところ。洋食や中華に比べて脂質が少なく、さまざまな栄養素がバランスよくとれます。リセット中はぜひ定食屋を行きつけにして。

## 簡単に済ませるならそばやうどんでも

麺類が食べたいときは、パスタ、ラーメンより脂質の少ないそば、うどんに。とくにそばは、血糖値の上昇度を示すGI値が低く、糖質が多めでも太りにくいとされています。ただし、天ぷらやカレーなど脂質の多いものは避けて。

## ファストフードはガマン！

ファストフード＝ハイカロリーと考えて間違いなし。ハンバーガー1個ではすまないので、リセット中は足を踏み入れないほうが安全。ドーナツやピザも同様です。食べるなら日本式ファストフードの「おにぎり」に！

## カフェならサラダやヘルシーなものをチョイス

カフェメニューはグラタン、カレー、パスタなど洋風のものが多いので、サラダプレートのような野菜が多く、さっぱりした味のものをチョイス。雑穀米のワンプレートや全粒粉入りのパンなど、食物繊維がとれるものもOK。

### これはNG!
**リセット中はパスしよう**

カレーライス、ラーメン、天丼、カツ丼など、カロリーや脂質が高いもの。牛丼などの丼ものもご飯を食べすぎることになりかねないので避けましょう。

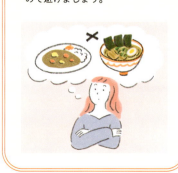

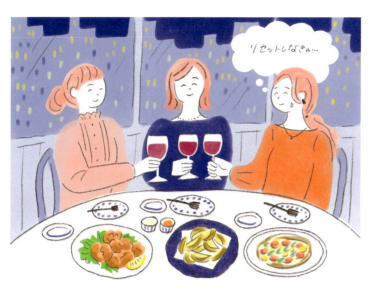

# 気になっちゃう おやつ と お酒 のこと

## お酒

### お酒は食欲の引き金に。リセット中はなるべくパス！

アルコールが入ると抑制力が鈍るため、好きなものやおいしいものを食べすぎてしまいがち。できればリセット中はお酒を控えたほうがいいでしょう。どうしても飲みたいときは週末だけにしたり、糖質の少ない蒸留酒を少量だけなどマイルールを決めて。

### 飲むときのつまみは野菜や脂質の低いものを

お店で飲むなら、居酒屋一択！ サラダ、豆腐、枝豆、刺身、焼き魚などカロリーが低い和風おかずが安心して食べられます。家で飲むときも、居酒屋風を意識したヘルシーメニューに。油たっぷりのおつまみが多いビストロ系は避けましょう。

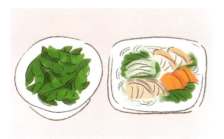

## おやつ

### 口さみしいときはかみごたえのあるものを

食感があって甘くないものがリセット中はおすすめ。おつまみ用のアーモンド小魚は、個包装になっていて満足感があります。するめ、おしゃぶり昆布など種類を変えて気分を紛らわせて。

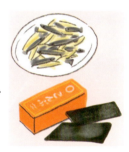

### どうしても甘いものが食べたいときは洋菓子より和菓子に

脂質が少なく、小豆でビタミンB群や食物繊維がとれるのであんこ入り和菓子はリセット向き。そのほか、以下に挙げるおやつなら大きく影響しないのでOKと考えて。大前提として、量は控えめを守りましょう。

#### こんなものならOK

- どら焼きやまんじゅう→半分
- みたらしだんご→1個
- チョコレート→カカオ70％以上のものを少量
- ドライフルーツ→少量
- フルーツ→少量をヨーグルトに入れて

> 知っておきたい！

Column 1

# メイン食材のおもな栄養量 ①

肉、魚は、たんぱく質量が豊富で糖質が少なめ。部位や種類によって脂質が多いものがあるので、脂質を控えたいときは少なめにしたり、脂を落とすなど工夫しましょう。

| | 品目 | エネルギー(kcal) | 糖質(g) | 脂質(g) | たんぱく質(g) |
|---|---|---|---|---|---|
| 肉 | 鶏むね肉（皮なし・100g） | 105 | 3.4 | 1.6 | 19.2 |
| | 鶏もも肉（皮なし・100g） | 113 | 2.3 | 4.3 | 16.3 |
| | 鶏ささみ（100g） | 98 | 2.8 | 0.5 | 19.7 |
| | 鶏手羽元（100g） | 175 | 0.0 | 12.1 | 16.7 |
| | 豚こま切れ肉（100g） | 214 | 2.8 | 15.1 | 16.8 |
| | 豚もも薄切り肉（100g） | 171 | 4.6 | 9.5 | 16.9 |
| | 豚ヒレ肉（100g） | 118 | 3.7 | 3.3 | 18.5 |
| | 豚ロース肉（100g） | 248 | 3.0 | 18.5 | 17.2 |
| | 牛切り落とし肉（100g） | 215 | 3.2 | 15.3 | 16.1 |
| | ラム薄切り肉（100g） | 164 | 0.3 | 10.3 | 17.6 |
| | 豚赤身ひき肉（100g） | 138 | 4.3 | 5.4 | 18.0 |
| | 鶏むねひき肉（100g） | 105 | 3.4 | 1.6 | 19.2 |
| 魚介 | 生たら（1切れ・100g） | 72 | 3.5 | 0.1 | 14.2 |
| | 生鮭（1切れ・100g） | 124 | 3.9 | 3.7 | 18.9 |
| | めかじき（1切れ・100g） | 139 | 4.7 | 6.6 | 15.2 |
| | えび（100g） | 82 | 3.3 | 0.3 | 16.5 |
| | いか（100g） | 76 | 4.7 | 0.3 | 13.4 |
| | さば水煮缶（½缶・100g） | 174 | 5.1 | 9.3 | 17.4 |

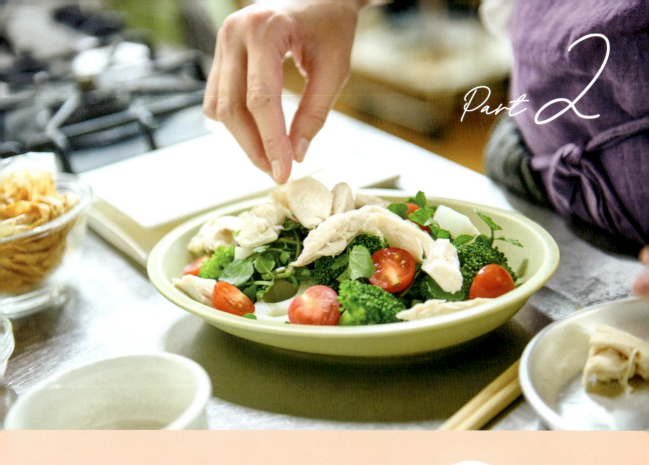

# Part 2

## 食材別リセットおかず

毎日の献立に役立てて

メインおかずは肉、魚、大豆、卵などでたんぱく質をしっかりとることが大切。油を控えめにしたり、野菜で食べごたえを出すなど、カロリーを控えながらおいしく食べられる味にしているので、リセット後も毎日の食事に活用できますよ。

良質なたんぱく源。皮をはずせば脂質を落とせます

## 鶏肉

1人分
**131** kcal
糖質 9.1g
脂質 1.7g

片栗粉をまぶししっとり仕上げに

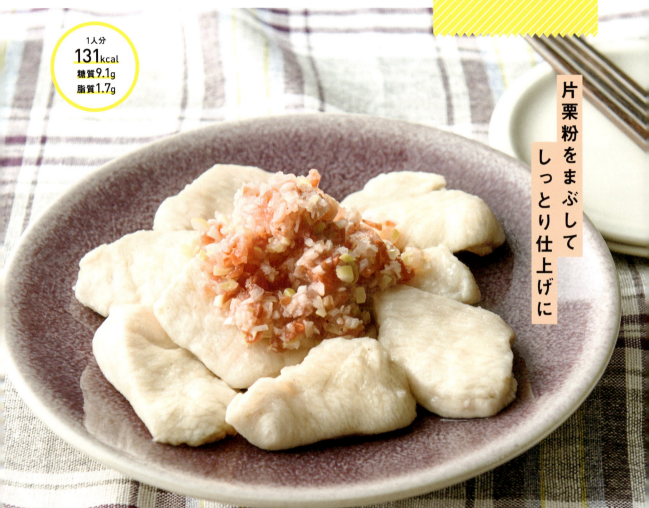

糖質 OFF　脂質 OFF

# ゆで鶏 ねぎ梅だれ

**材料（2人分）**

鶏むね肉（皮なし・ひと口大のそぎ切り）
　…1枚分（200g）
塩…小さじ¼
こしょう…少々
片栗粉…適量
A ┌ 長ねぎ（みじん切り）…¼本分
　├ 梅干し（種を取り、たたく）…1個分
　├ 酢…小さじ½
　└ 塩…少々

**作り方**

1. 鶏肉は塩、こしょうをふり、片栗粉をまぶす。

2. ボウルにAを入れて混ぜ、ねぎ梅だれを作る。

3. 鍋に湯を沸かし、1を入れて2分ほどゆでる。火が通ったらざるにあげて器に盛り、2をかける。

鶏肉

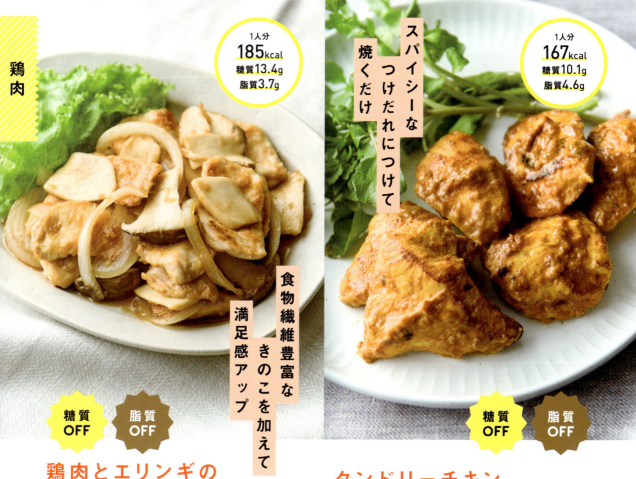

1人分 185kcal 糖質13.4g 脂質3.7g

1人分 167kcal 糖質10.1g 脂質4.6g

食物繊維豊富なきのこを加えて満足感アップ

スパイシーなつけだれにつけて焼くだけ

糖質OFF　脂質OFF

## 鶏肉とエリンギのしょうが焼き

材料（2人分）

鶏むね肉（皮なし・そぎ切り）…1枚分（200g）
エリンギ…1パック
小麦粉…適量
A ┌ しょうゆ・酒…各大さじ1
　├ 砂糖…小さじ2
　└ おろししょうが…2かけ分
玉ねぎ（5mm幅の薄切り）…1/4個分
グリーンカール…適量
サラダ油…小さじ1

作り方

1 鶏肉は小麦粉をまぶす。エリンギは長さを半分にして、5mm幅の薄切りにする。Aは合わせておく。

2 フライパンにサラダ油を中火で熱し、鶏肉を2分ほど焼く。焼き目がついたら上下を返し、玉ねぎ、エリンギを加えて炒める。玉ねぎがしんなりしたらAを加えてからめる。

3 器に盛り、ちぎったグリーンカールを添える。

糖質OFF　脂質OFF

## タンドリーチキン

材料（2人分）

鶏むね肉（皮なし・6等分のそぎ切り）…1枚分（200g）
A ┌ プレーンヨーグルト…50g
　├ トマトケチャップ…大さじ2
　├ カレー粉…小さじ2
　├ おろしにんにく…小さじ1
　├ おろししょうが…小さじ1
　├ 塩…小さじ1/3
　└ こしょう…少々
クレソン…適量
サラダ油…小さじ1

作り方

1 ポリ袋にAを混ぜ合わせ、鶏肉を加えてからめる。冷蔵室に30分以上おく。

2 フライパンにサラダ油を中火で熱し、1の漬けだれをポリ袋の中で軽くぬぐって入れ、2分ほど焼く。焼き目がついたら上下を返し、弱火にしてふたをし、2〜3分蒸し焼きにする。ポリ袋に残った漬けだれを加え、さっとからめる。

3 器に盛り、クレソンを添える。

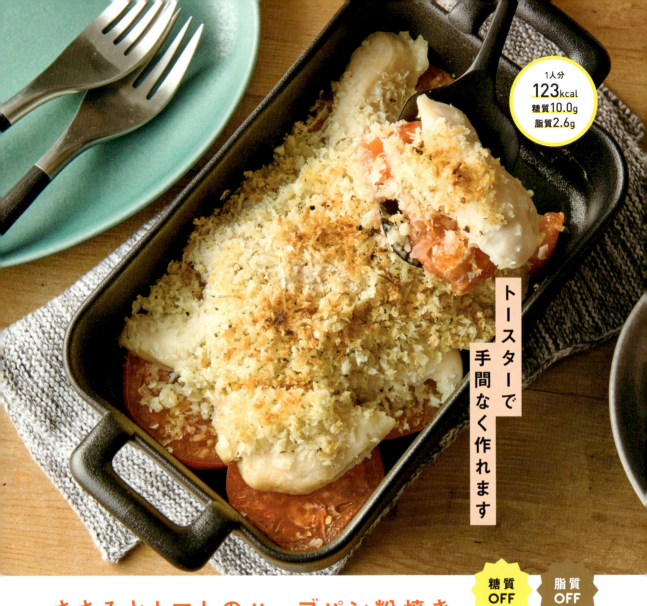

1人分
**123kcal**
糖質10.0g
脂質2.6g

トースターで手間なく作れます

糖質OFF　脂質OFF

# ささみとトマトのハーブパン粉焼き

**材料（2人分）**

鶏ささみ（そぎ切り）…2本分
トマト（1cm幅の輪切り）…1個分
塩…小さじ¼
こしょう…少々
A ┌ にんにく（みじん切り）…1片分
　│ パン粉…大さじ4
　│ オリーブ油…小さじ1
　│ 好みの乾燥ハーブ（ローズマリーなど）
　│ 　…小さじ¼
　└ 塩・粗びき黒こしょう…各少々

**作り方**

1 ささみは塩、こしょうをふる。

2 ボウルにAを入れてよく混ぜる。

3 耐熱皿にトマト、ささみの順にのせて2をかける。オーブントースター（1000W）で10分ほど焼く（途中、焦げてきたらアルミホイルをかぶせる）。

鶏肉

# ささみと彩り野菜のおかずサラダ

**材料** (2人分)

鶏ささみ…2本
A ┌ 酒…小さじ1
　├ 塩…小さじ1/4
　└ こしょう…少々
ブロッコリー(小房に分ける)…1/4株分
れんこん(1cm幅のいちょう切り)…100g
ミニトマト(半分に切る)…4個分
クレソン(5cm幅のざく切り)…50g
B ┌ プレーンヨーグルト…大さじ3
　├ 白すりごま…小さじ2
　├ しょうゆ…小さじ1
　└ 塩…少々

**作り方**

1. 耐熱皿にささみをのせてAをからめ、ふんわりラップをかけて電子レンジで1分加熱する。いったん取り出して上下を返し、さらに1分加熱する。火が通ったら粗熱をとり、大きめにほぐす。

2. れんこんはさっと水にさらし、水けをきる。耐熱皿にブロッコリー、れんこんをのせてふんわりラップをかけ、電子レンジで2〜3分加熱する。

3. 器に1、2、ミニトマト、クレソンを盛り合わせ、混ぜ合わせたBをかける。

糖質OFF　脂質OFF

ゴロゴロれんこんで食べごたえアップ

1人分 151kcal
糖質 12.9g
脂質 2.7g

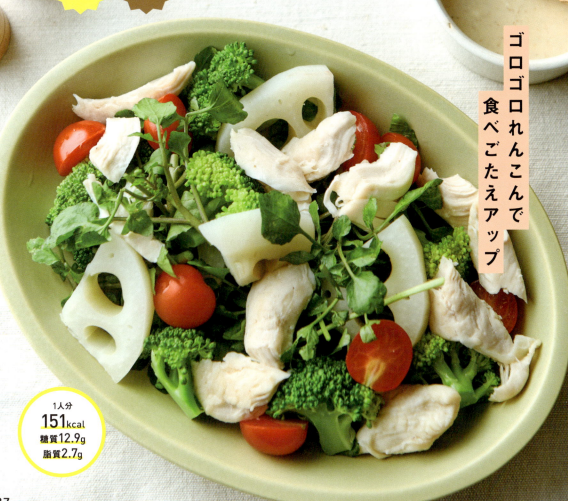

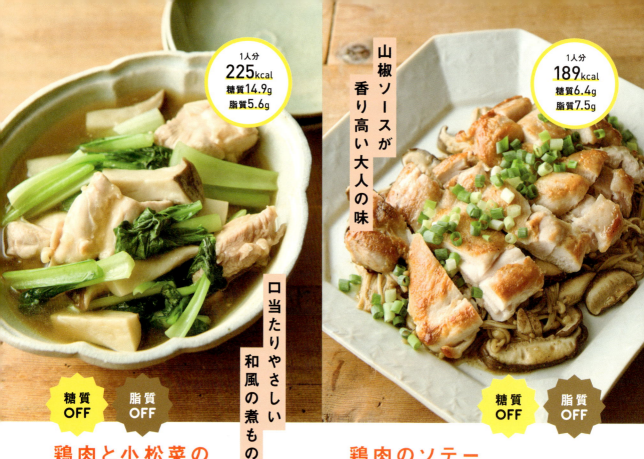

口当たりやさしい和風の煮もの

## 鶏肉と小松菜のとろみ煮

1人分 225kcal
糖質14.9g
脂質5.6g

糖質OFF 脂質OFF

**材料（2人分）**

鶏もも肉（皮なし・ひと口大に切る）
　…1枚分（250g）
小松菜（5cm長さのざく切り）…1袋分
A ┌ 片栗粉…大さじ1
　├ 塩…小さじ1/4
　└ こしょう…少々
エリンギ…1パック
B ┌ だし汁…1と1/2カップ
　├ しょうゆ・酒…各大さじ1
　├ みりん…大さじ1
　└ 塩…少々

**作り方**

1 鶏肉はAをまぶす。エリンギは長さを半分に切って縦4〜6等分に切る。

2 フライパンにBを煮立てて鶏肉を入れ、弱火にして5〜6分煮る。火が通ったら小松菜、エリンギを加えてさっと煮る。

山椒ソースが香り高い大人の味

## 鶏肉のソテー 山椒きのこソース

1人分 189kcal
糖質6.4g
脂質7.5g

糖質OFF 脂質OFF

**材料（2人分）**

鶏もも肉（皮なし）…1枚（250g）
塩…小さじ1/4
こしょう…少々
えのきたけ（半分に切ってほぐす）…1袋分
しいたけ（薄切り）…3個分
A ┌ しょうゆ…小さじ2
　└ 粉山椒…小さじ1/4
万能ねぎ（小口切り）…適量
サラダ油…小さじ1

**作り方**

1 鶏肉は身の厚いところに切り目を入れ、塩、こしょうをふる。

2 耐熱ボウルにえのきたけ、しいたけを入れ、ふんわりラップをかけて電子レンジで2分加熱する。火が通ったらAを加えて混ぜる。

3 フライパンにサラダ油を中火で熱し、1を2分ほど焼く。焼き目がついたら上下を返し、弱火にしてふたをし、2〜3分蒸し焼きにする。

4 器に2を敷き、食べやすく切った3を盛り、万能ねぎをふる。

鶏肉

糖質OFF

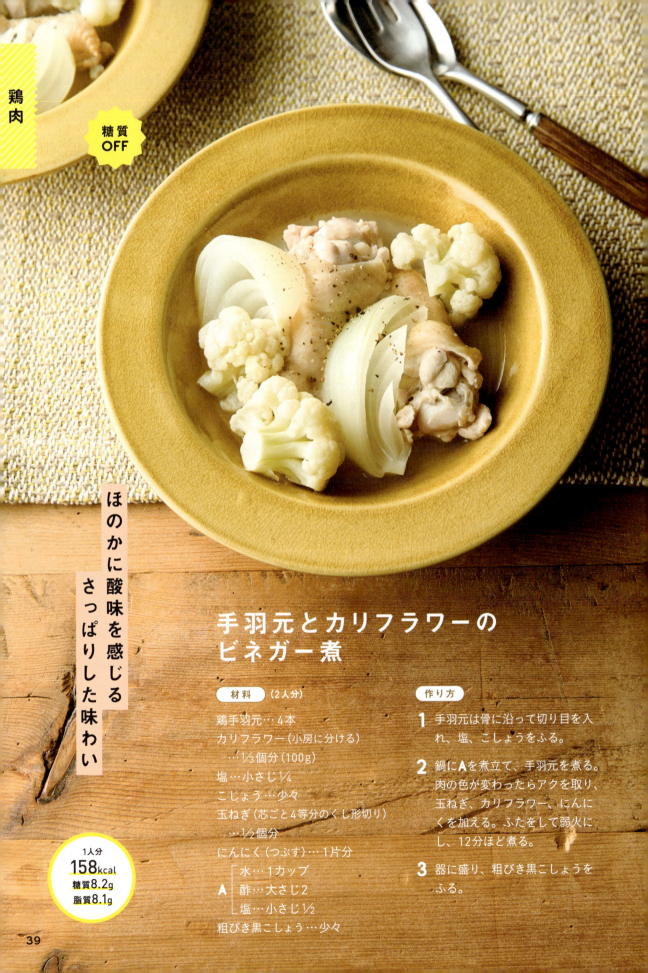

ほのかに酸味を感じる
さっぱりした味わい

## 手羽元とカリフラワーの
## ビネガー煮

**材料**（2人分）

鶏手羽元…4本
カリフラワー（小房に分ける）
　…1/3個分（100g）
塩…小さじ1/4
こしょう…少々
玉ねぎ（芯ごと4等分のくし形切り）
　…1/2個分
にんにく（つぶす）…1片分
A ［水…1カップ
　　酢…大さじ2
　　塩…小さじ1/2］
粗びき黒こしょう…少々

1人分
**158kcal**
糖質8.2g
脂質8.1g

**作り方**

1. 手羽元は骨に沿って切り目を入れ、塩、こしょうをふる。

2. 鍋にAを煮立て、手羽元を煮る。肉の色が変わったらアクを取り、玉ねぎ、カリフラワー、にんにくを加える。ふたをして弱火にし、12分ほど煮る。

3. 器に盛り、粗びき黒こしょうをふる。

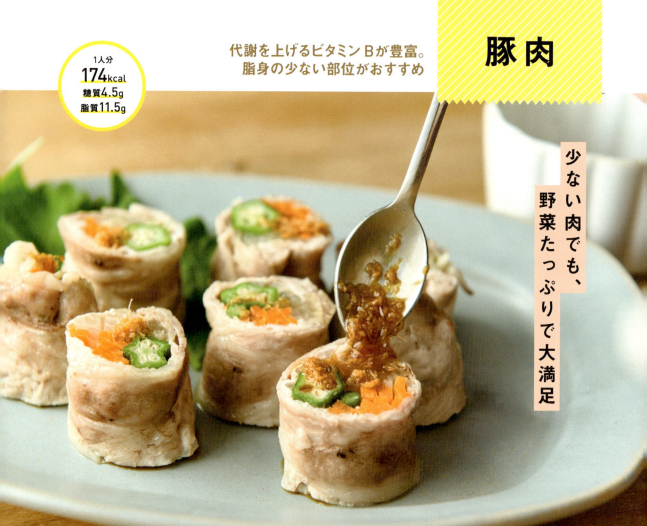

**豚肉**

代謝を上げるビタミンBが豊富。脂身の少ない部位がおすすめ

1人分 174kcal
糖質 4.5g
脂質 11.5g

少ない肉でも、野菜たっぷりで大満足

## 3種野菜のレンジ肉巻き

糖質OFF

**材料（2人分）**

豚ロース薄切り肉…6枚（120g）
塩…小さじ1/4
こしょう…少々
オクラ（ガクをむく）…4本分
にんじん（細切り）…1/6本分
もやし（ひげ根を取る）…1/4袋分
A ┌ しょうゆ…大さじ1
　└ 酢・おろししょうが…各小さじ1

**作り方**

1. 大きめに切ったラップに豚肉を縦に置き、少しずつ重ねながら広げて塩、こしょうをふる。オクラ、にんじん、もやしをそれぞれ横1列になるように並べ、ラップごと手前からくるくる巻いてぴったりと包む。

2. 耐熱皿に**1**をのせ、電子レンジで4分加熱する。取り出して食べやすく切り、器に盛る。

3. ボウルに**A**を入れ、**2**の蒸し汁小さじ1を加えて合わせ、**2**にかける。

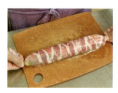

ラップできっちり巻いてレンチンすると、形が崩れません。

豚肉

1人分
306kcal
糖質7.0g
脂質22.5g

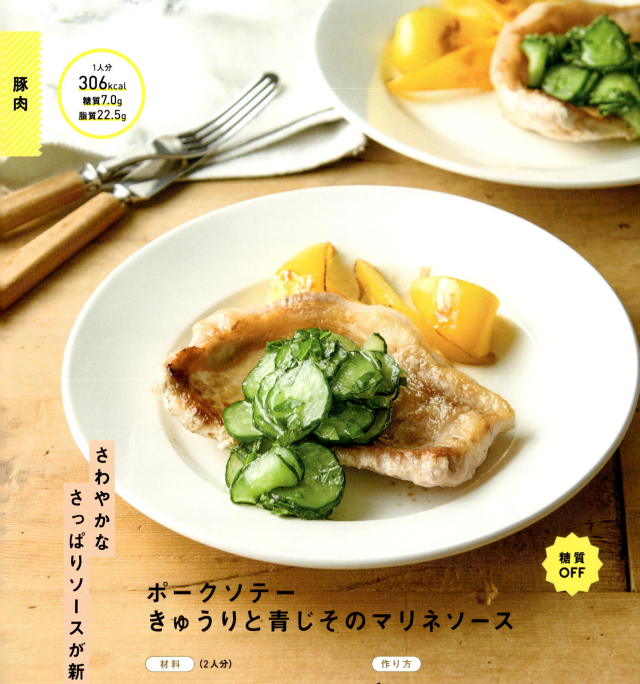

さわやかな さっぱりソースが新しい！

糖質OFF

## ポークソテー きゅうりと青じそのマリネソース

**材料**（2人分）

豚ロースとんかつ用肉…2枚（200g）
塩…小さじ½
こしょう…少々
A ┌ 酢…小さじ2
　│ オリーブ油…小さじ1
　│ 塩…小さじ¼
　│ こしょう…少々
　└ おろしにんにく…少々
きゅうり（小口切り）…1本分
青じそ（粗く刻む）…5枚分
黄パプリカ（食べやすく切る）…½個分
サラダ油…小さじ1

**作り方**

1 豚肉は、赤身と脂身の境に包丁で切り込みを入れ、筋を切って塩小さじ¼、こしょうをふる。きゅうりは塩小さじ¼をまぶし、10分ほどおいて水けを絞る。

2 ボウルにAを入れて混ぜ、きゅうり、青じそを加えてさっと混ぜる。

3 フライパンにサラダ油を中火で熱し、豚肉、パプリカを2分ほど焼く。焼き目がついたら上下を返し、弱火にして2〜3分焼く。パプリカは火が通ったら取り出す。器に盛り、肉に2をかける。

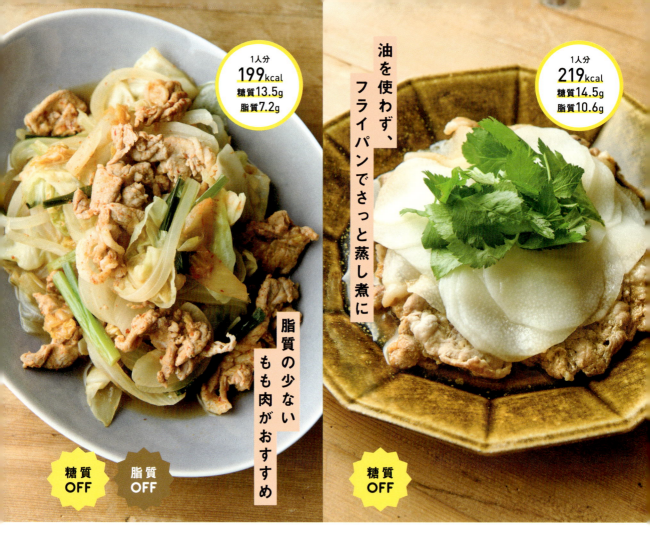

1人分 199kcal 糖質13.5g 脂質7.2g

1人分 219kcal 糖質14.5g 脂質10.6g

油を使わず、フライパンでさっと蒸し煮に

脂質の少ないもも肉がおすすめ

糖質OFF　脂質OFF

糖質OFF

## 豚キムチ蒸し

材料（2人分）

豚ももしゃぶしゃぶ用肉（ひと口大に切る）…150g
白菜キムチ（ざく切り）…100g
キャベツ（4〜5㎝四方のざく切り）…4枚分
玉ねぎ（5㎜幅の薄切り）…1/2個分
にら（5㎝長さに切る）…1/3束分
A［酒・しょうゆ…各大さじ1
　 塩・こしょう…各少々］

作り方

1 ボウルに豚肉、キムチ、Aを入れてよくもみ込む。

2 フライパンにキャベツ、玉ねぎ、にらを入れ、1を広げながら加える。水大さじ2を回し入れてふたをし、中火にかける。蒸気が出たら弱火にして7〜8分蒸し煮にする。

## 豚肉と長いもの重ね蒸し

材料（2人分）

豚こま切れ肉（大きければひと口大に切る）…150g
長いも（スライサーで薄い輪切り）…150g
A［酒…大さじ1
　 しょうゆ…小さじ2
　 塩…少々
　 おろしにんにく…1片分］
三つ葉（ざく切り）…適量

作り方

1 豚肉はAをもみ込む。

2 フライパンに1を広げ、長いもを並べる。水大さじ2を加えてふたをし、中火にかける。蒸気が上がってきたら弱火にして8分ほど蒸し煮にする。

3 火が通ったら蒸し汁ごと器に盛り、三つ葉をのせる。

豚肉 　糖質OFF

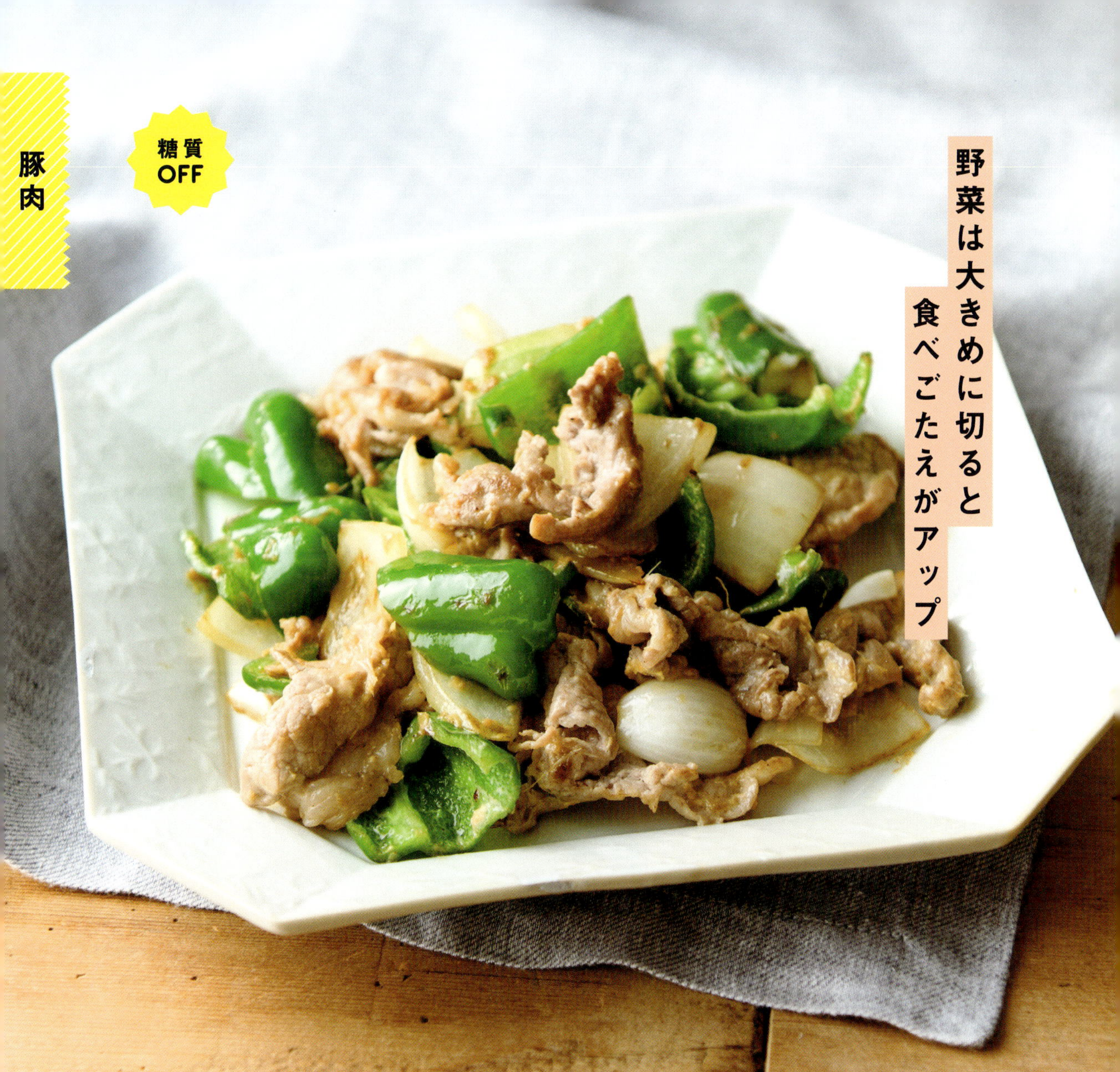

野菜は大きめに切ると食べごたえがアップ

## 豚肉とピーマンのジンジャーマヨ炒め

1人分 **217kcal**
糖質7.8g
脂質15.5g

**材料**（2人分）

豚こま切れ肉（大きければひと口大に切る）…120g
ピーマン（乱切り）…3個分
塩…小さじ1/4
こしょう…少々
A ┌ マヨネーズ…大さじ1
　├ しょうゆ…大さじ1/2
　└ おろししょうが…大さじ1/2
玉ねぎ（横半分に切り、4等分のくし切り）…1/2個分
サラダ油…小さじ1

**作り方**

1 豚肉は塩、こしょうをふる。Aは合わせる。

2 フライパンにサラダ油を中火で熱し、豚肉を炒める。肉の色が変わったらいったん取り出す。

3 2のフライパンにピーマン、玉ねぎを入れて中火で炒める。油がまわってしんなりしたら2を戻し入れ、Aを加えてからめる。

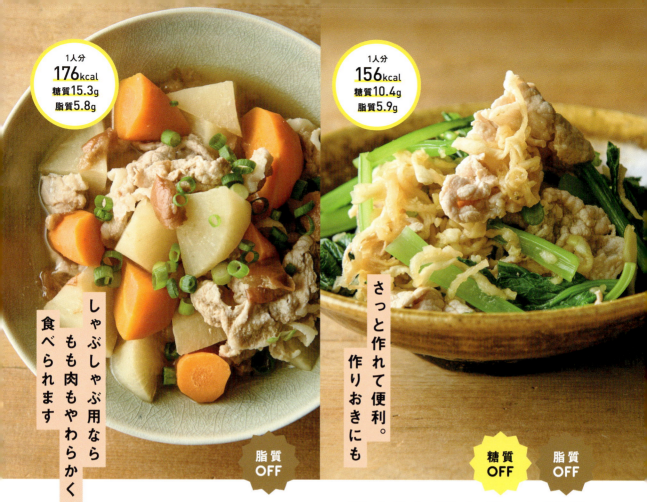

1人分 176kcal 糖質15.3g 脂質5.8g

1人分 156kcal 糖質10.4g 脂質5.9g

しゃぶしゃぶ用ならもも肉もやわらかく食べられます

さっと作れて便利。作りおきにも

脂質OFF

糖質OFF　脂質OFF

## 豚肉と大根の梅煮

**材料**（2人分）

豚ももしゃぶしゃぶ用肉…120g
大根（乱切り）…1/8本分（150g）
A ┌ だし汁…1と1/2カップ
　│ 酒・みりん…各大さじ1
　│ しょうゆ…大さじ1/2
　└ 塩…少々
にんじん（乱切り）…1/2本分
梅干し（種を取り、ちぎる）…2個分
万能ねぎ（小口切り）…適量

**作り方**

1 耐熱皿に大根を入れ、ふんわりラップをかけて電子レンジで6分加熱する。

2 鍋にAを煮立たせて1、にんじん、梅干しを加える。弱火にしてふたをし、12分ほど煮る。やわらかくなったら豚肉を広げ入れてさっと煮る。

3 器に盛り、万能ねぎをふる。

## 豚肉と切干大根、小松菜のゆずごしょうマリネ

**材料**（2人分）

豚ももしゃぶしゃぶ用肉…120g
切干大根…20g
小松菜（5cm長さに切る）…1袋分
酒…大さじ1
A ┌ 酢…大さじ1と1/2
　│ しょうゆ…大さじ1
　└ ゆずごしょう…小さじ1/2

**作り方**

1 切干大根はたっぷりの水に15分ほどつけてもどし、水けを絞ってざく切りにする。

2 鍋に湯を沸かし、小松菜を1分30秒ゆでてざるにあげる。残りの湯に酒を加えて豚肉を入れ、色が変わるまでさっとゆでてざるにあげる。

3 2の水けを切ってボウルに入れ、1、合わせたAを加えてあえる。

豚肉

# 豚肉と白菜のマスタードチーズ蒸し

**材料**（2人分）

豚ももしゃぶしゃぶ用肉
　（大きければひと口大に切る）…120g
白菜（ひと口大のそぎ切り）…⅛個分（200g）
A ┌ 酒・粒マスタード…各大さじ1
　├ 塩…小さじ⅓
　└ こしょう…少々
しめじ（小房に分ける）…1パック分
顆粒コンソメ…小さじ½
ピザ用チーズ…20g

**作り方**

1 豚肉はAをもみ込む。

2 フライパンに白菜、しめじを入れ、顆粒コンソメをふる。1を広げて加え、水大さじ2をふってふたをし、中火にかける。蒸気が出てきたら弱火にして5分ほど蒸し煮にする。

3 ピザ用チーズを全体に散らして再びふたをし、チーズが溶けるまで1分ほど火を通す。

1人分 194kcal
糖質7.9g
脂質9.9g

糖質OFF

とろ〜りチーズを溶かしてコクをプラス

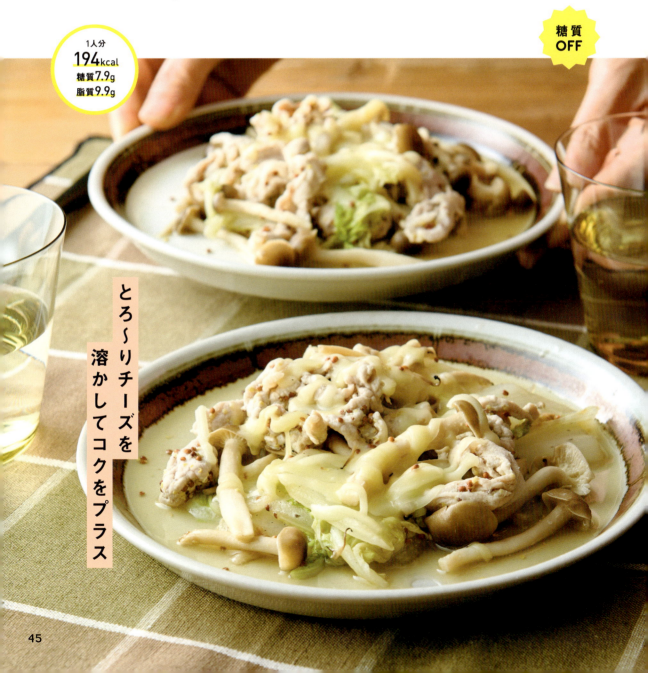

たんぱく質のほか、糖質の代謝に欠かせない
ビタミンB₆も含みます

**牛肉**

1人分
**282kcal**
糖質15.3g
脂質17.1g

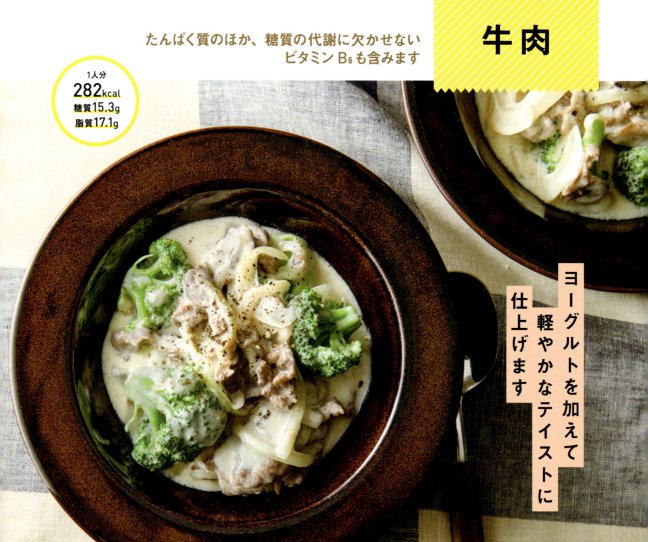

ヨーグルトを加えて軽やかなテイストに仕上げます

# 牛肉とブロッコリーのヨーグルト煮

### 材料（2人分）

牛切り落とし肉（大きければひと口大に切る）…120g
ブロッコリー（小房に分ける）…1/3株分
塩…小さじ1/4
こしょう…少々
玉ねぎ（薄切り）…1/2個分
小麦粉…大さじ1/2
牛乳…1/2カップ
A ┌ 洋風スープの素…小さじ1/2
　├ 塩…小さじ1/4
　└ こしょう…少々
プレーンヨーグルト…150g
粗びき黒こしょう…少々
オリーブ油…大さじ1/2

### 作り方

1. 牛肉は塩、こしょうをふる。ブロッコリーは耐熱皿に入れ、ふんわりラップをかけて電子レンジで1分30秒加熱する。

2. フライパンにオリーブ油を中火で熱し、牛肉を炒める。肉の色が変わったら玉ねぎを加えて炒め、しんなりしたら小麦粉をふり入れて炒める。粉けがなくなったら牛乳を加えてよく混ぜ、Aを加える。

3. ブロッコリー、ヨーグルトを加えてさっと温める。器に盛り、粗びき黒こしょうをふる。

牛肉

# 牛肉とこんにゃくのしぐれ煮

糖質OFF　脂質OFF

**材料**（2人分）

牛赤身切り落とし肉（大きければひと口大に切る）…100g
こんにゃく（5mm幅の薄切りにしてひと口大に切る）
　…1/2枚分（100g）
しょうが（せん切り）…1かけ分
A ┌ 水…1/2カップ
　├ しょうゆ…大さじ1と1/2
　├ 砂糖…大さじ1と1/2
　└ 酒…大さじ1
しめじ（小房に分ける）…1パック分
サラダ油…小さじ1

**作り方**

1　鍋にサラダ油を中火で熱し、牛肉を炒める。肉の色が変わったらこんにゃく、しょうがを加えて炒め、油がまわったら**A**を加える。

2　煮立ったらしめじを加えて弱火にし、汁けがなくなるまで7〜8分ほど煮る。

低脂質素材の組み合わせ。作りおきにも便利

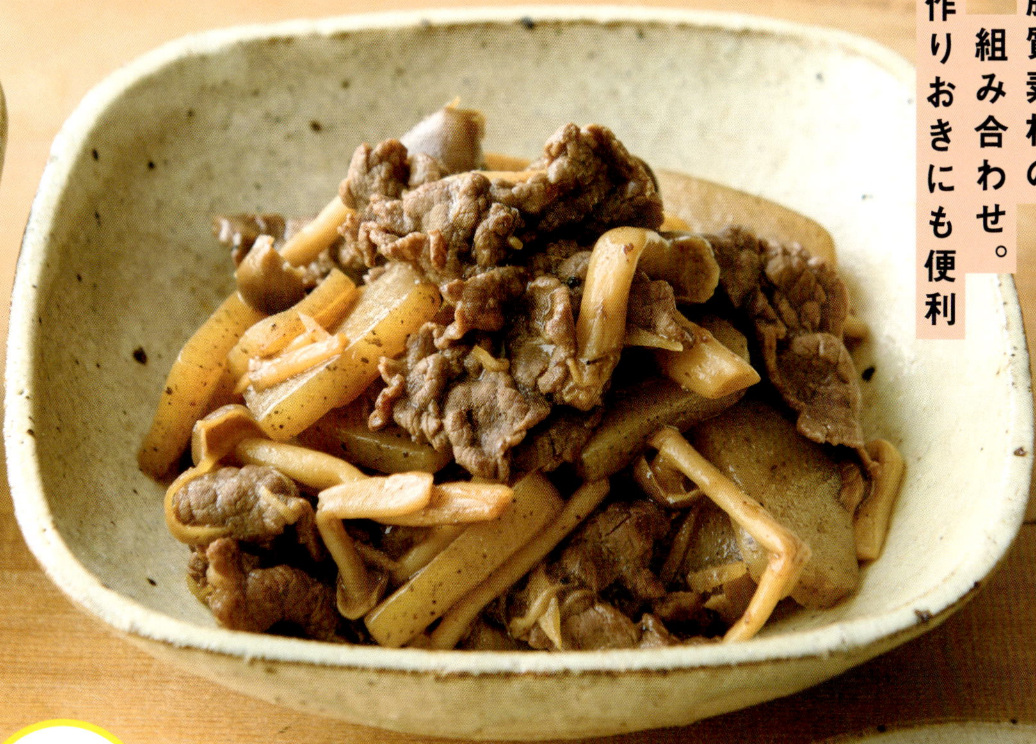

1人分
161kcal
糖質12.1g
脂質6.5g

1人分
**253**kcal
糖質13.0g
脂質15.1g

脂肪の燃焼を助けるカルニチンや、
糖質代謝を助けるビタミン$B_1$が豊富

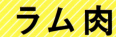

# ラム肉

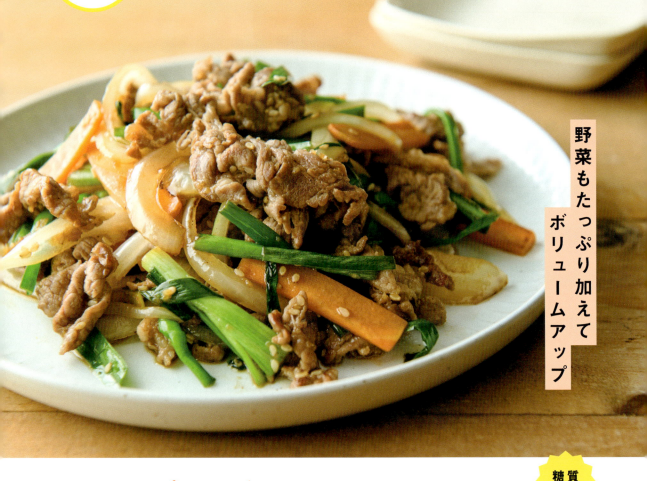

野菜もたっぷり加えてボリュームアップ

糖質OFF

## ラム肉のプルコギ

**材料**（2人分）

ラム薄切り肉（大きければひと口大に切る）…150g
塩…小さじ1/4
こしょう…少々
A [ しょうゆ・酒…各大さじ1
　　砂糖…大さじ1/2
　　おろしにんにく…小さじ1/2
　　白いりごま…小さじ2 ]
玉ねぎ（5mm幅の薄切り）…1/2個分
にんじん（5cm長さの短冊切り）…1/3本分
にら（5cm長さに切る）…1/2束分
ごま油…小さじ1

**作り方**

1 ラム肉は塩、こしょうをふる。**A**は合わせる。

2 フライパンにごま油を中火で熱し、ラム肉を炒める。肉の色が変わったら玉ねぎ、にんじんを加えて炒め、しんなりしたらにらを加えて炒め合わせる。**A**を加えてさっとからめる。

# ラム肉のトマト煮込み

**材料**（2人分）

- ラム薄切り肉（大きければひと口大に切る）…150g
- 塩…小さじ¼
- こしょう…少々
- セロリ（葉つき）…1本
- にんにく（みじん切り）…1片分
- A
  - ホールトマト缶…½缶（200g）
  - 水…½カップ
  - 砂糖…小さじ½
  - 塩…小さじ⅓
  - こしょう…少々
- さやいんげん（半分に切る）…8本分
- オリーブ油…小さじ1

**作り方**

1. ラム肉は塩、こしょうをふる。セロリは茎を5mm幅の斜め切り、葉は適量を粗く刻む。

2. フライパンにオリーブ油、にんにくを入れて弱火で炒める。香りが出たら中火にし、ラム肉を炒める。肉の色が変わったらセロリの茎を加えて炒める。しんなりしたらAを加え、トマトをつぶす。

3. 煮立ったらさやいんげんを加えて弱火にし、10分ほど煮込む。器に盛り、セロリの葉を散らす。

ご飯にもパンにも合うトマト風味の煮込み

糖質OFF

1人分 221kcal
糖質 9.5g
脂質 13.7g

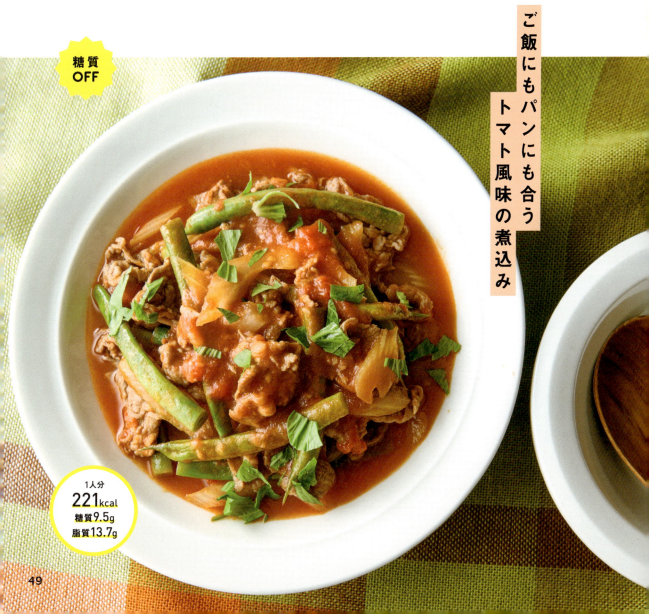

脂質が少なく高たんぱく質の鶏むねや豚赤身がおすすめ！

# ひき肉

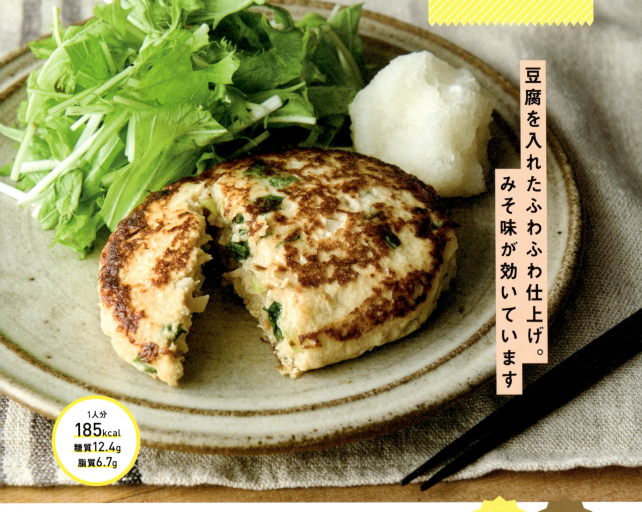

豆腐を入れたふわふわ仕上げ。みそ味が効いています

1人分
**185**kcal
糖質12.4g
脂質6.7g

糖質OFF　脂質OFF

## 豆腐入り鶏バーグ

**材料**（2人分）

A ┌ 鶏むねひき肉…100g
　├ 木綿豆腐…½丁（150g）
　├ 長ねぎ（みじん切り）…½本分
　├ 青じそ（ちぎる）…5枚分
　└ 片栗粉・みそ…各大さじ1
大根おろし…⅛本分（150g）
水菜（4cm幅のざく切り）…⅓束分
サラダ油…小さじ1

**作り方**

1 豆腐はキッチンペーパーに包んで水けをきる。

2 ボウルにAを入れてよく練り混ぜ、2等分して小判形に成形する。

3 フライパンにサラダ油を中火で熱し、**2**を2分ほど焼く。焼き目がついたら上下を返して弱火にし、ふたをして3〜4分蒸し焼きにする。器に盛り、大根おろし、水菜を添える。

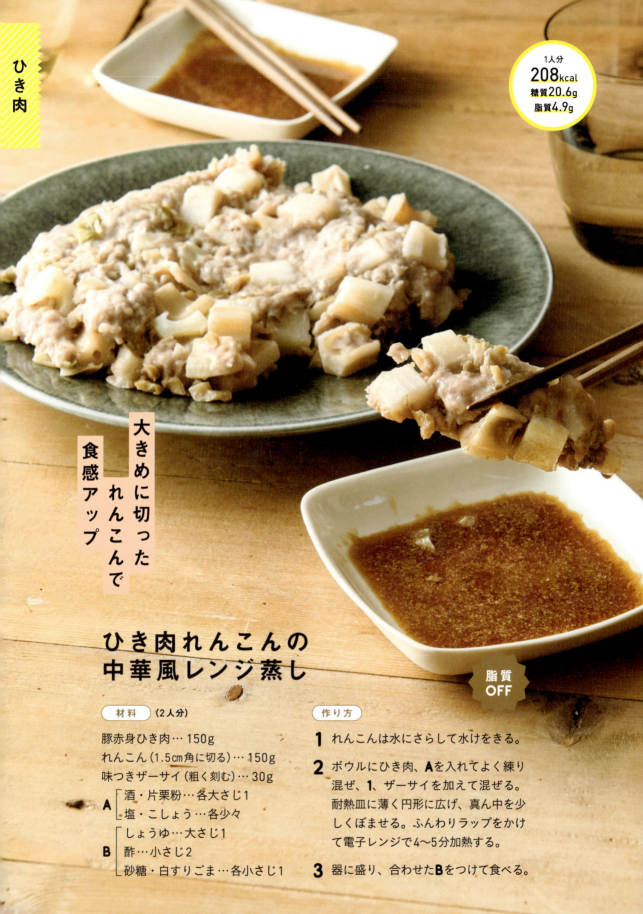

ひき肉

1人分
208kcal
糖質20.6g
脂質4.9g

大きめに切ったれんこんで食感アップ

## ひき肉れんこんの中華風レンジ蒸し

脂質OFF

**材料**（2人分）

豚赤身ひき肉…150g
れんこん（1.5cm角に切る）…150g
味つきザーサイ（粗く刻む）…30g
A ［酒・片栗粉…各大さじ1
　　塩・こしょう…各少々］
B ［しょうゆ…大さじ1
　　酢…小さじ2
　　砂糖・白すりごま…各小さじ1］

**作り方**

1. れんこんは水にさらして水けをきる。
2. ボウルにひき肉、Aを入れてよく練り混ぜ、1、ザーサイを加えて混ぜる。耐熱皿に薄く円形に広げ、真ん中を少しくぼませる。ふんわりラップをかけて電子レンジで4〜5分加熱する。
3. 器に盛り、合わせたBをつけて食べる。

うまみたっぷり。たんぱく質もしっかりとれます

## 魚介

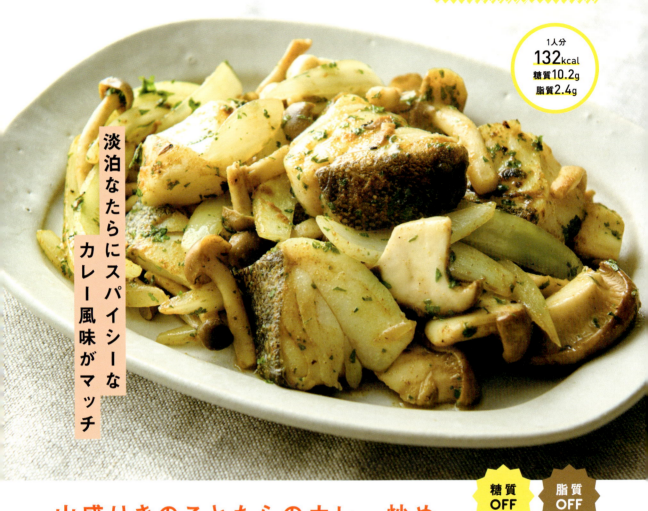

1人分
**132**kcal
糖質 10.2g
脂質 2.4g

淡泊なたらにスパイシーな カレー風味がマッチ

糖質OFF　脂質OFF

# 山盛りきのことたらのカレー炒め

**材料（2人分）**

たら（ひと口大に切る）…2切れ分
しめじ（小房に分ける）…1パック分
エリンギ（乱切り）…1パック分
塩…小さじ¼
こしょう…少々
玉ねぎ（1.5cm幅のくし形切り）…½個分
A ┌ パセリ（みじん切り）…大さじ1
　│ カレー粉…小さじ1
　│ 塩…小さじ½
　└ 粗びき黒こしょう…少々
オリーブ油…小さじ1

**作り方**

1. たらは塩、こしょうをふる。

2. フライパンにオリーブ油を中火で熱し、**1**を2分ほど焼く。焼き目がついたら上下を返し、弱火にして2〜3分焼く。火が通ったらいったん取り出す。

3. **2**のフライパンで玉ねぎ、しめじ、エリンギを炒め、しんなりしたら**2**を戻し入れる。**A**を加えてからめる。

魚介

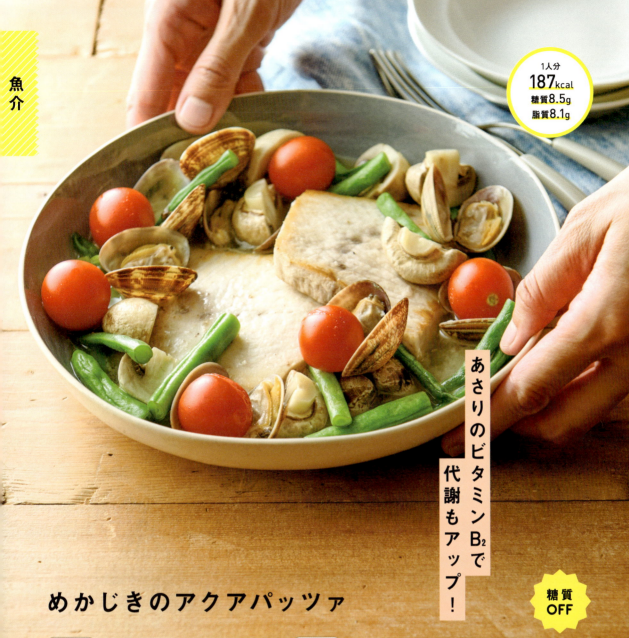

1人分
**187**kcal
糖質8.5g
脂質8.1g

あさりのビタミンB₂で代謝もアップ！

糖質OFF

# めかじきのアクアパッツァ

**材料**（2人分）

めかじき…2切れ
塩…小さじ¼
こしょう…少々
にんにく（つぶす）…1片分
A ┌ 水…¾カップ
　│ 白ワイン…大さじ2
　│ 塩…小さじ¼
　└ こしょう…少々
あさり（砂抜きしてこすり洗いする）…100g
さやいんげん（3等分に切る）…8本分
マッシュルーム（縦半分に切る）…4個分
ミニトマト（へたを取る）…6個分
オリーブ油…小さじ1

**作り方**

1　めかじきは塩、こしょうをふる。

2　フライパンにオリーブ油、にんにくを入れて弱火にかける。香りが出てきたら中火にして1を2分ほど焼き、焼き目がついたら上下を返す。

3　Aを加えて煮立て、あさり、さやいんげん、マッシュルームを加えてふたをし、弱火にして5〜6分煮る。ミニトマトを加えてさっと煮る。

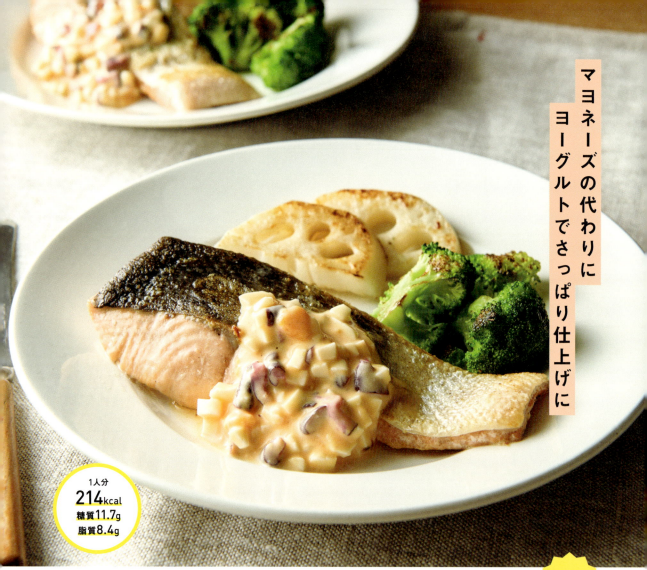

マヨネーズの代わりに
ヨーグルトでさっぱり仕上げに

1人分
**214**kcal
糖質11.7g
脂質8.4g

糖質OFF

# サーモンムニエルの<br>ヨーグルトタルタル

**材料（2人分）**

生鮭…2切れ
塩…小さじ¼
こしょう…少々
れんこん（1cm幅の半月切り）…80g
ブロッコリー（小房に分ける）…⅙株分
A ┌ ゆで卵（粗く刻む）…1個分
　│ しば漬け（粗く刻む）…10g
　│ プレーンヨーグルト…大さじ2
　└ 塩・こしょう…各少々
オリーブ油…小さじ1

**作り方**

1. 鮭は塩、こしょうをふる。れんこんはさっと水にさらし、水けをきる。Aは合わせる。

2. フライパンにオリーブ油を中火で熱し、鮭、れんこん、ブロッコリーを2分ほど焼く。それぞれ上下を返し、弱火にして2〜3分焼く。器に盛り、合わせたAを鮭にかける。

魚介

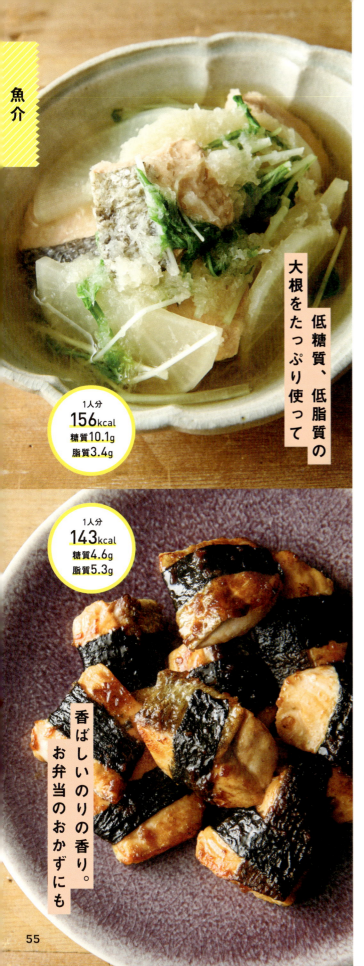

1人分
156kcal
糖質10.1g
脂質3.4g

低糖質、低脂質の大根をたっぷり使って

1人分
143kcal
糖質4.6g
脂質5.3g

香ばしいのりの香り。お弁当のおかずにも

糖質OFF　脂質OFF

## 鮭と大根、水菜のみぞれ煮

材料（2人分）

生鮭（ひと口大のそぎ切り）…2切れ分
大根…¼本（300g）
塩…小さじ¼
水菜（5cm長さに切る）…¼束分
A ┌ だし汁…2カップ
　├ 酒…大さじ1
　├ しょうゆ…大さじ½
　└ 塩…小さじ½

作り方

1 鮭は塩をふる。大根は、⅔量（200g）は5mm幅の半月切りにし、残りはすりおろす。

2 鍋にAを煮立たせ、鮭を入れる。鮭の色が変わったら半月切りの大根を加えて弱火にし、ふたをして7〜8分煮る。やわらかくなったら水菜、大根おろしを汁ごと加えてさっと煮る。

糖質OFF　脂質OFF

## 鮭ののり巻きソテー

材料（2人分）

生鮭…2切れ
酒…小さじ2
焼きのり（10等分の細切り）…½枚分
A ┌ しょうゆ…小さじ2
　└ おろししょうが…小さじ1
サラダ油…小さじ1

作り方

1 鮭は1切れを5等分のそぎ切りにして酒をからめる。水けを拭き取り、のりを巻く。

2 フライパンにサラダ油を中火で熱し、1を2分ほど焼く。焼き目がついたら上下を返し、弱火にして2〜3分ほど焼く。合わせたAを加えてからめる。

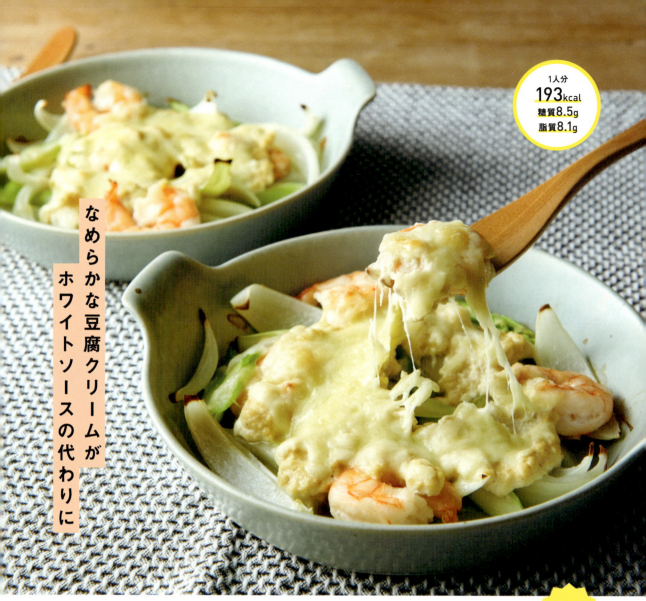

1人分 193kcal
糖質8.5g
脂質8.1g

糖質OFF

なめらかな豆腐クリームがホワイトソースの代わりに

## えびとアスパラの豆腐グラタン

**材料**（2人分）

- えび（背わたを除く）…12尾分
- グリーンアスパラガス…3本
- 絹ごし豆腐…2/3丁（200g）
- 玉ねぎ（1.5cm幅のくし形切り）…1/2個分
- A ┌ 牛乳…大さじ1
  │ 顆粒コンソメ…小さじ1
  └ 塩・こしょう…各少々
- ピザ用チーズ…30g

**作り方**

1. えびは片栗粉（分量外）をまぶして流水でよく洗い、水けをきる。アスパラは根元を落として下1/3の皮をむき、斜め切りにする。豆腐はペーパータオルで包んで重しをのせ、10分ほどおいて水けをきる。

2. 耐熱ボウルにえび、アスパラ、玉ねぎを入れてふんわりラップをかけ、電子レンジで3分30秒加熱する。

3. 別のボウルに豆腐を入れてスプーンなどでなめらかに混ぜ、Aを加えて混ぜる。

4. 耐熱皿に2を入れて3を広げ、ピザ用チーズをのせる。オーブントースター（1000W）で6分ほど焼く。

魚介

糖質OFF 脂質OFF

なすは先にレンチンすると、油も少しでOK

1人分
**101kcal**
糖質7.8g
脂質2.3g

## いかとなすのガーリック炒め

### 材料 （2人分）

冷凍いか…150g
ピーマン…2個
なす…2本
にんにく（みじん切り）…1片分
A ┌ 塩…小さじ½
　 └ 粗びき黒こしょう…少々
オリーブ油…小さじ1

### 作り方

1. いかは塩水につけて解凍し、水けをきる。ピーマンは縦半分に切り、横2cm幅に切る。なすは1本ずつラップに包んで耐熱皿にのせ、電子レンジで3分加熱する。取り出して冷水につけてさまし、縦半分に切って3cm幅に切る。

2. フライパンにオリーブ油、にんにくを入れて弱火で炒める。香りが出てきたら中火にしていかを炒める。いかの色が変わったらピーマンを加えて炒め、しんなりしたらなすを加えて炒める。

3. 全体に油がまわったら、Aを加えて調味する。

---

糖質OFF 脂質OFF

## さば缶と小松菜の香味ポン酢あえ

### 材料 （2人分）

さば水煮缶（汁けをきる）…1缶（150g）
小松菜（5cm長さに切る）…1袋分
えのきたけ（半分に切る）…1袋分
青じそ（ちぎる）…5枚分
ポン酢しょうゆ…大さじ2

### 作り方

1. 耐熱皿に小松菜、えのきたけを入れてふんわりラップをかけ、電子レンジで3分30秒加熱する。しんなりしたら粗熱をとり、水けを絞る。

2. ボウルにさば缶、1、青じそ、ポン酢しょうゆを入れてさっとあえる。

手軽な缶詰利用とレンチンでさっと作れます

1人分
**169kcal**
糖質8.3g
脂質7.2g

肉や魚のおかずより軽めなので、朝ごはんにも！

**大豆製品・卵**

1人分
**148kcal**
糖質10.0g
脂質5.4g

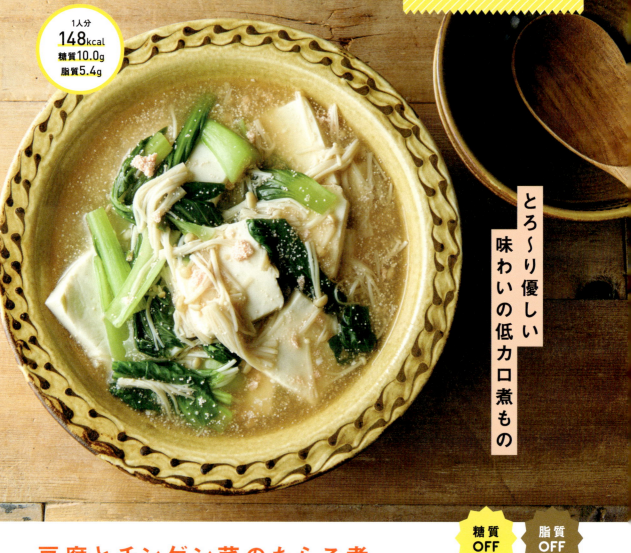

とろ〜り優しい味わいの低カロ煮もの

糖質OFF　脂質OFF

## 豆腐とチンゲン菜のたらこ煮

**材料**（2人分）

絹ごし豆腐…1丁（300g）
チンゲン菜（葉をはがして5cm長さに切る）…1株分
たらこ（薄皮を除く）…1/2腹分
A [ だし汁…2カップ
　　しょうゆ…小さじ1/2
　　塩…小さじ1/3 ]
えのきたけ（半分に切ってほぐす）…1袋分
片栗粉（倍量の水で溶く）…大さじ1

**作り方**

1　豆腐は縦半分に切り、1cm幅に切る。

2　フライパンにAを煮立て、えのきたけ、チンゲン菜、たらこを入れて弱火で4〜5分煮る。具材がしんなりしたら豆腐を加えて温め、水溶き片栗粉を加えてとろみをつける。

大豆製品・卵

# 豆腐ステーキ ハムとにらのジンジャーソース

糖質OFF

**材料** (2人分)

木綿豆腐…1丁(300g)
塩・こしょう…各少々
ハム(半分に切り5mm幅に切る)…2枚分
玉ねぎ(2〜3mm幅の薄切り)…¼個分
にら(3cm長さに切る)…⅓束分
A [ しょうゆ・酒…各大さじ1
    砂糖・おろししょうが…各小さじ1 ]
サラダ油…小さじ1

**作り方**

1. 豆腐は水けを拭いて厚さ半分に切り、塩、こしょうをふる。Aは合わせる。

2. フライパンにサラダ油を中火で熱し、豆腐を2分ほど焼く。焼き目がついたら上下を返し、2分ほど焼いて器に盛る。

3. 2のフライパンにハム、玉ねぎ、にらを入れて炒め、しんなりしたらAを加えて煮立て、豆腐にかける。

香味ソースをかけていただきます

1人分
**181kcal**
糖質6.9g
脂質10.1g

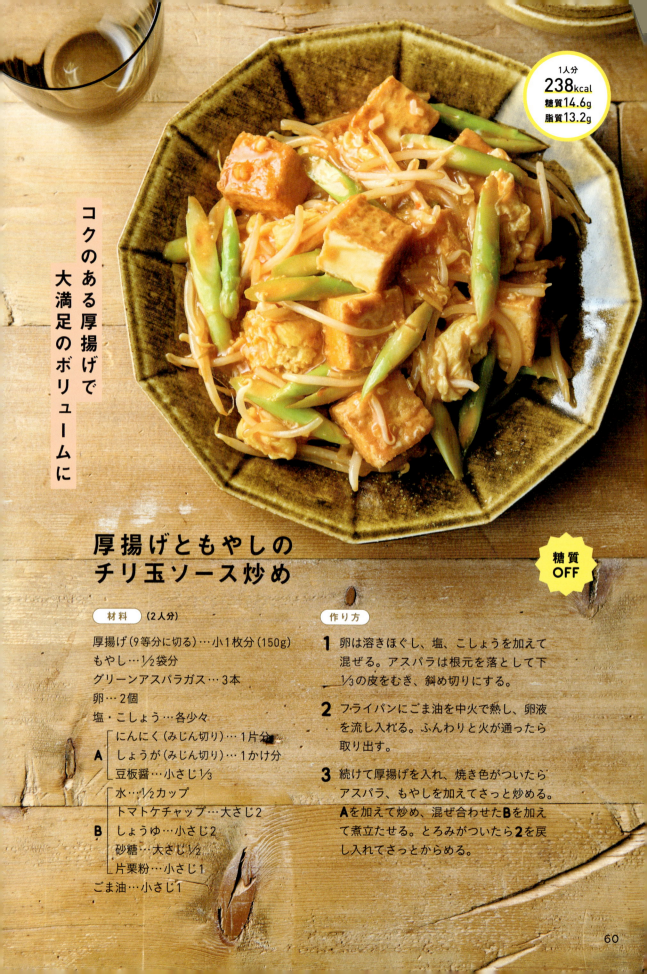

1人分
**238kcal**
糖質14.6g
脂質13.2g

コクのある厚揚げで大満足のボリュームに

## 厚揚げともやしのチリ玉ソース炒め

糖質OFF

**材料**（2人分）

厚揚げ（9等分に切る）…小1枚分（150g）
もやし…1/2袋分
グリーンアスパラガス…3本
卵…2個
塩・こしょう…各少々
A ┌ にんにく（みじん切り）…1片分
　├ しょうが（みじん切り）…1かけ分
　└ 豆板醤…小さじ1/3
B ┌ 水…1/2カップ
　├ トマトケチャップ…大さじ2
　├ しょうゆ…小さじ2
　├ 砂糖…大さじ1/2
　└ 片栗粉…小さじ1
ごま油…小さじ1

**作り方**

1. 卵は溶きほぐし、塩、こしょうを加えて混ぜる。アスパラは根元を落として下1/3の皮をむき、斜め切りにする。

2. フライパンにごま油を中火で熱し、卵液を流し入れる。ふんわりと火が通ったら取り出す。

3. 続けて厚揚げを入れ、焼き色がついたらアスパラ、もやしを加えてさっと炒める。Aを加えて炒め、混ぜ合わせたBを加えて煮立たせる。とろみがついたら2を戻し入れてさっとからめる。

大豆製品・卵

糖質OFF

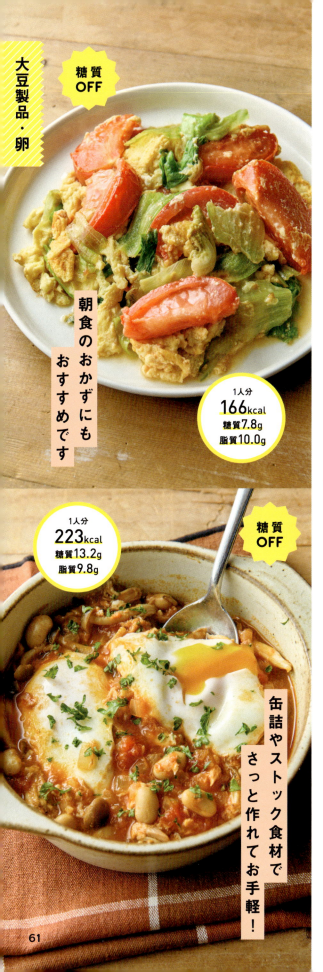

朝食のおかずにもおすすめです

1人分
166kcal
糖質7.8g
脂質10.0g

缶詰やストック食材でさっと作れてお手軽！

1人分
223kcal
糖質13.2g
脂質9.8g

糖質OFF

## 卵とトマト、レタスの塩炒め

材料 （2人分）

卵…3個
A [ 牛乳…大さじ1
　　塩・こしょう…各少々 ]
トマト（8等分のくし形切り）…1個分
レタス（食べやすくちぎる）…2枚分
B [ 鶏ガラスープの素…小さじ1/2
　　塩・こしょう…各少々 ]
サラダ油…小さじ1

作り方

1 卵は溶きほぐし、Aを加えて混ぜる。

2 フライパンにサラダ油を中火で熱し、トマトを炒める。油がまわったらレタスを加えて炒め、1を流し入れる。へらで大きく混ぜながらふんわり炒め、Bを加えて調味する。

## 落とし卵入りツナのトマト煮

材料 （2人分）

卵…2個
ツナ水煮缶…1缶（70g）
にんにく（みじん切り）…1片分
玉ねぎ（粗みじん切り）…1/2個分
A [ 水…1/2カップ
　　ホールトマト缶…1/2缶（200g）
　　塩…小さじ1/3
　　こしょう…少々 ]
しめじ（小房に分ける）…1パック分
蒸し大豆…50g
パセリ（みじん切り）…適量
オリーブ油…小さじ1

作り方

1 小さめのフライパンにオリーブ油、にんにくを入れて弱火で炒める。香りが出てきたら中火にし、玉ねぎを炒める。しんなりしたらAを加えてトマトをつぶす。

2 煮立ったらツナ缶を汁ごと加える。しめじ、蒸し大豆を加えて弱めの中火にし、とろっとするまで7〜8分煮る。

3 卵を割り入れて好みのかたさに火を通す。器に盛り、パセリをふる。

買い物や食材選びの参考に

## メイン食材のおもな栄養量 ②

卵、大豆製品は良質のたんぱく源。穀類にもたんぱく質が含まれますが、糖質は多め。油脂はエネルギーが高いので、とりすぎに注意しましょう。

| | 品目 | エネルギー(kcal) | 糖質(g) | 脂質(g) | たんぱく質(g) |
|---|---|---|---|---|---|
| 卵・大豆製品 | 卵（1個・50g） | 71 | 1.7 | 4.7 | 5.7 |
| | 蒸し大豆（50g） | 93 | 2.3 | 4.6 | 7.9 |
| | 水煮大豆（50g） | 82 | 0.8 | 4.6 | 7.1 |
| | 豆腐（絹・100g） | 56 | 0.9 | 3.2 | 5.3 |
| | 豆腐（木綿・100g） | 73 | 0.8 | 4.5 | 6.7 |
| | 厚揚げ（100g） | 103 | 1.2 | 7.2 | 7.6 |
| | 納豆（50g） | 92 | 2.4 | 4.8 | 7.3 |
| 穀類 | 白米（炊いたもの・100g） | 156 | 34.6 | 0.2 | 2.0 |
| | 玄米（炊いたもの・100g） | 152 | 32.0 | 0.9 | 2.4 |
| | もち麦（乾・50g） | 171 | 33.7 | 0.9 | 3.7 |
| | オートミール（乾・50g） | 175 | 28.7 | 2.5 | 6.1 |
| | 胚芽パン（8枚切り1枚） | 116 | 19.2 | 2.1 | 3.9 |
| | スパゲティ（乾・50g） | 174 | 33.5 | 0.8 | 6.0 |
| | うどん（乾・50g） | 167 | 35.0 | 0.5 | 4.0 |
| | そば（乾・50g） | 172 | 33.0 | 1.1 | 5.9 |
| | 中華麺（ゆで・100g） | 133 | 25.2 | 0.5 | 4.8 |
| 油脂 | オリーブ油（小さじ1・4g） | 36 | 0.0 | 4.0 | 0.0 |
| | ごま油（小さじ1・4g） | 36 | 0.1 | 3.9 | 0.0 |
| | サラダ油（小さじ1・4g） | 35 | 0.1 | 3.9 | 0.0 |

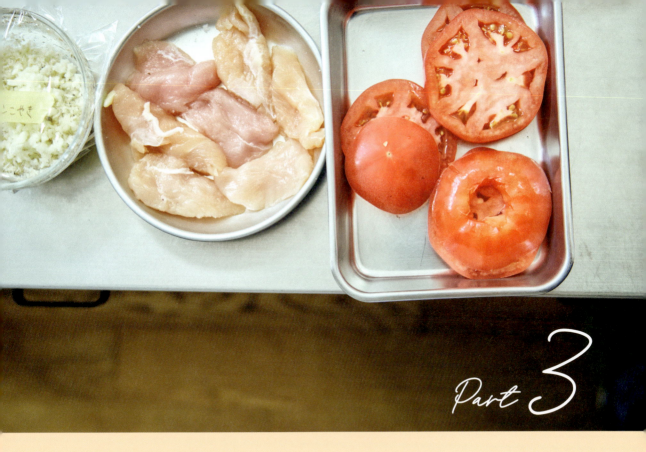

Part 3

具だくさんで満足！の

# 鍋・スープ・ご飯もの

定食スタイルのごはんを作る余裕がない日は、一品で具だくさんにできる汁ものやご飯ものがおすすめ。フライパンや鍋ひとつでラクに作れて栄養バランスもいいので、できるだけ簡単にすませたい人にもぴったりです。お昼や休日ごはんにもぜひ！

# 鶏肉とレタスのエスニック鍋

**鍋** これ一品でおなかも大満足!

糖質OFF 脂質OFF

食物繊維が豊富なレタスときのこがどっさり入った、野菜不足解消の腸活鍋。レタスはエスニックなスープと相性バツグン。季節を問わずさっぱり食べられます。

### 材料 (2人分)

- 鶏もも肉(皮なし・ひと口大に切る)…1枚分
- レタス(大きめにちぎる)…1/2個分
- エリンギ…1パック
- A [ 水…4カップ / ナンプラー…大さじ2 / 酒…大さじ1 ]
- にんにく(薄切り)…1片分
- レモンのくし形切り…適量

### 作り方

1. エリンギは長さ半分に切り、縦4～6等分に切る。
2. 鍋にAを煮立て、鶏肉、にんにくを入れる。肉に火が通るまで4～5分煮る。
3. エリンギを加えてさっと煮たら、レタスを加えて火を止める。食べるときにレモンを絞る。

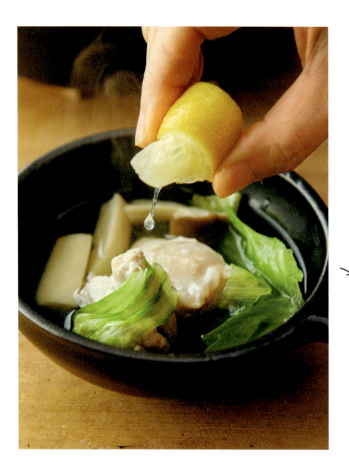

レモンをキュッと絞っていただきます

鍋

1人分
**187kcal**
糖質8.5g
脂質5.5g

レタスがたっぷり食べられる！

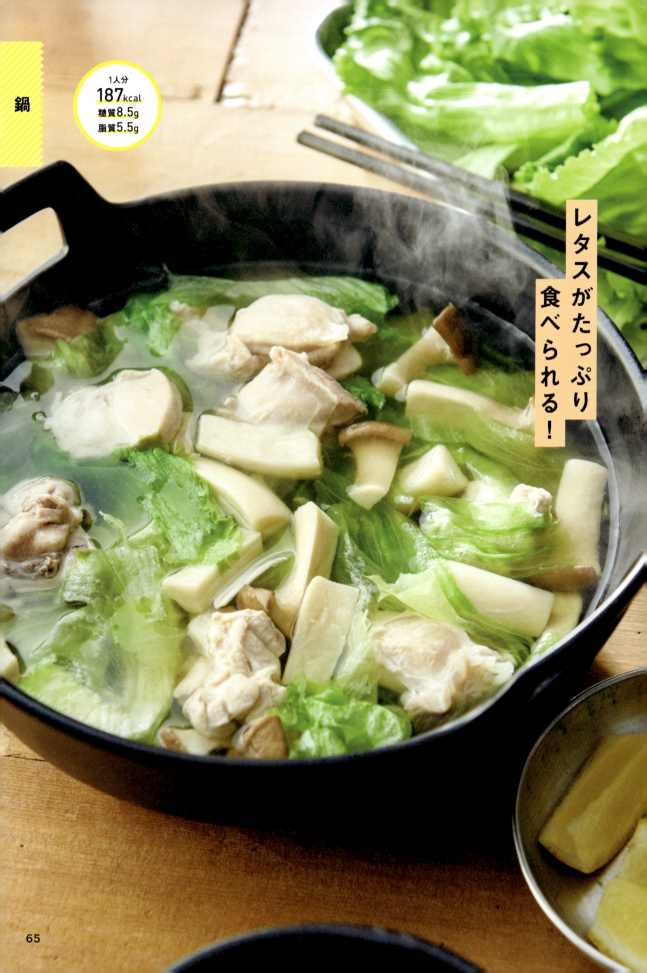

# 野菜たっぷりポトフ鍋

糖質、たんぱく質、ビタミンのバランスがよく、食べごたえも十分。野菜は大きめに切ると満足感が出ます。多めに作っておき、朝食で食べるのもおすすめ。

## 材料（2人分）

- 鶏手羽元…4本
- 塩…小さじ¼
- こしょう…少々
- じゃがいも（半分に切る）…2個分
- にんじん…½本
- A
  - 水…3カップ
  - 白ワイン…大さじ2
  - 塩…小さじ1
  - 顆粒コンソメ…小さじ½
  - こしょう…少々
- ブロッコリー（小房に分ける）…¼個分
- オリーブ油…小さじ1

## 作り方

1. 手羽元は骨に沿って切り目を入れ、塩、こしょうをすり込む。じゃがいもは水にさっとさらして水けをきる。にんじんは7cm長さに切り、縦4つ割りにする。

2. 鍋にオリーブ油を中火で熱し、手羽元を焼く。全体に焼き目がついたらAを加えて煮立て、じゃがいも、にんじんを加えて10分ほど煮る。

3. 仕上げにブロッコリーを加え、2分ほど煮る。

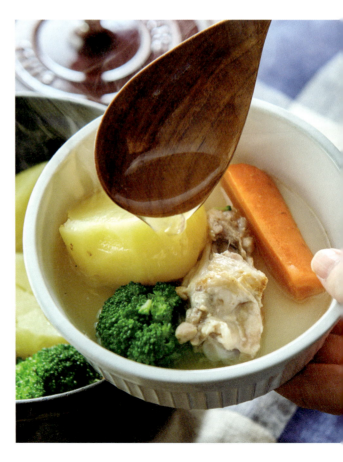

ゴロゴロの野菜で見た目もごちそう風！

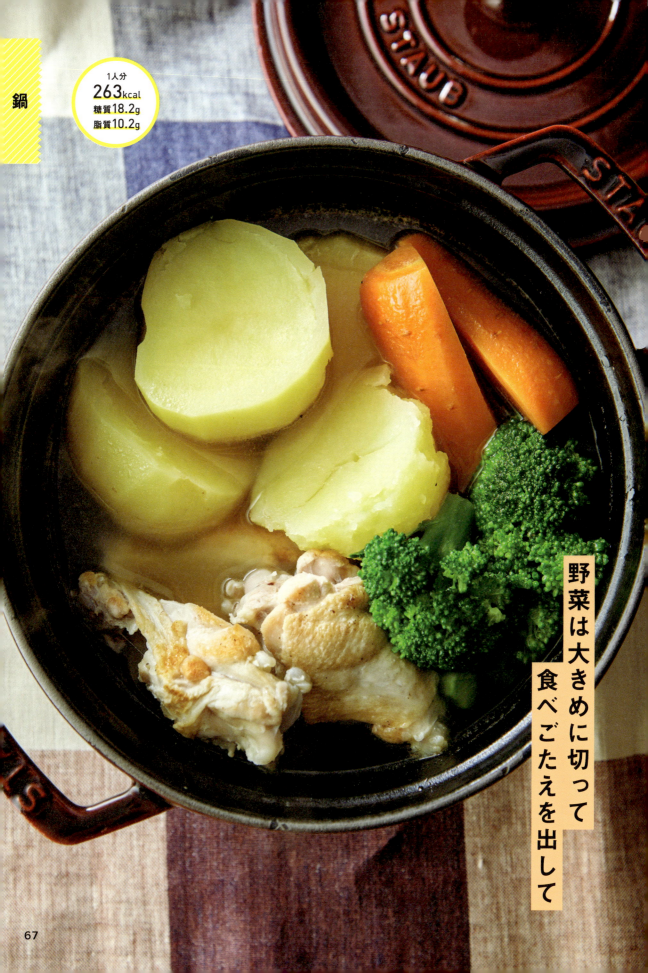

鍋

1人分
263kcal
糖質18.2g
脂質10.2g

野菜は大きめに切って食べごたえを出して

# 鮭の塩麹とろろ鍋

ポイントはすりおろしの長いも。ぐつぐつ煮ないから、加熱に弱いビタミンB₁やCがとりやすくなり、とろみで満腹感も。発酵食品の塩麹も整腸に役立ちます。

 糖質OFF  脂質OFF

### 材料 (2人分)

- 生鮭(ひと口大のそぎ切り)… 2切れ分
- 長いも(すりおろす)… 100g
- チンゲン菜… 2株
- A
  - 水… 3カップ
  - 塩麹… 大さじ2と½
  - 酒… 大さじ1
  - 鶏ガラスープの素… 小さじ2
- 味つきザーサイ(粗みじん切り)… 30g
- 長ねぎ(粗みじん切り)… ¼本分
- 油揚げ(4等分に切る)… ½枚分
- しいたけ(半分に切る)… 4個分

### 作り方

1. チンゲン菜は長さ3等分にして、茎は縦4〜6等分にする。
2. 鍋にAを煮立て、鮭を入れる。鮭の色が変わったらザーサイ、長ねぎ、チンゲン菜、油揚げ、しいたけを加え、火が通ったら長いもを加えてさっと煮る。

> 2人分½玉のうどんでシメは軽めに

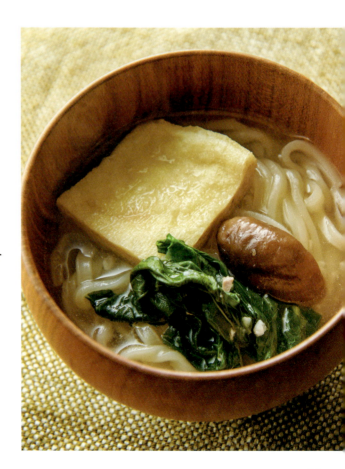

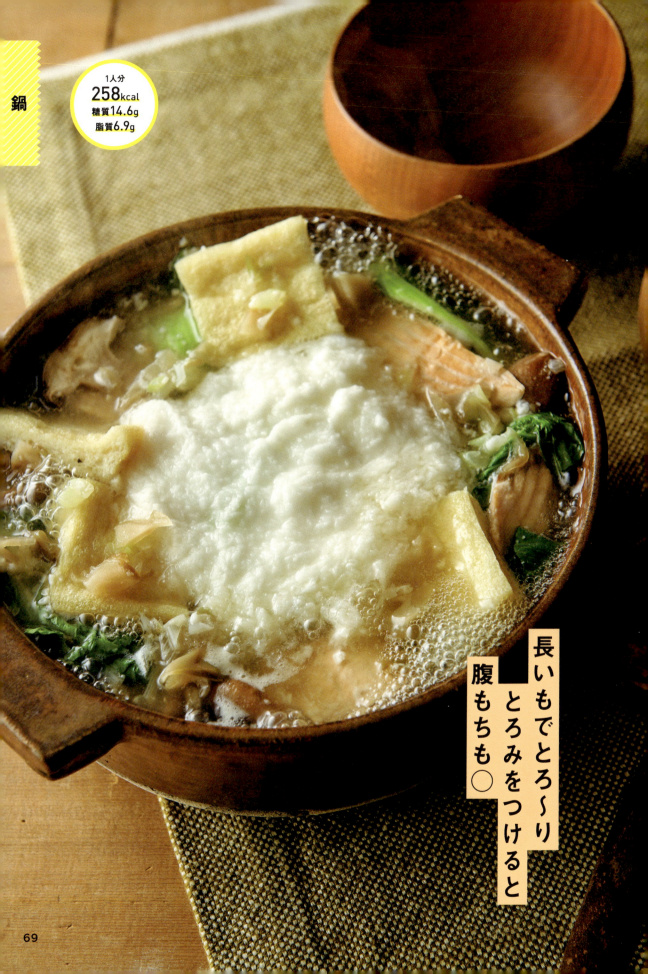

鍋

1人分
**258**kcal
糖質14.6g
脂質6.9g

長いもでとろ〜り
とろみをつけると
腹もちも◯

# 豚肉と白菜のカレー鍋

カレーは脂質が多いけれど、カレー風味の鍋ならヘルシー。シメを雑炊にしても安心です。豚肉を鶏肉にしたり、野菜を替えてアレンジすると飽きません。

糖質OFF

**材料**（2人分）

豚こま切れ肉
　（大きければひと口大に切る）… 150g
白菜（ざく切り）… 1/8個分（200g）
A ┌ だし汁… 3カップ
　│ しょうゆ… 大さじ1と1/2
　│ カレー粉・酒… 各大さじ1
　└ 塩… 小さじ1/2
にんじん（ピーラーで薄切り）… 1/3本分
えのきたけ（根元を落としてほぐす）… 1袋分
しょうが（せん切り）… 1かけ分

**作り方**

鍋にAを煮立たせ、具材をすべて加えて10分ほど煮る。

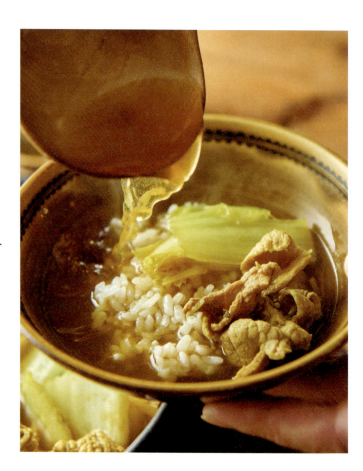

軽めのご飯に汁をかけて雑炊風に

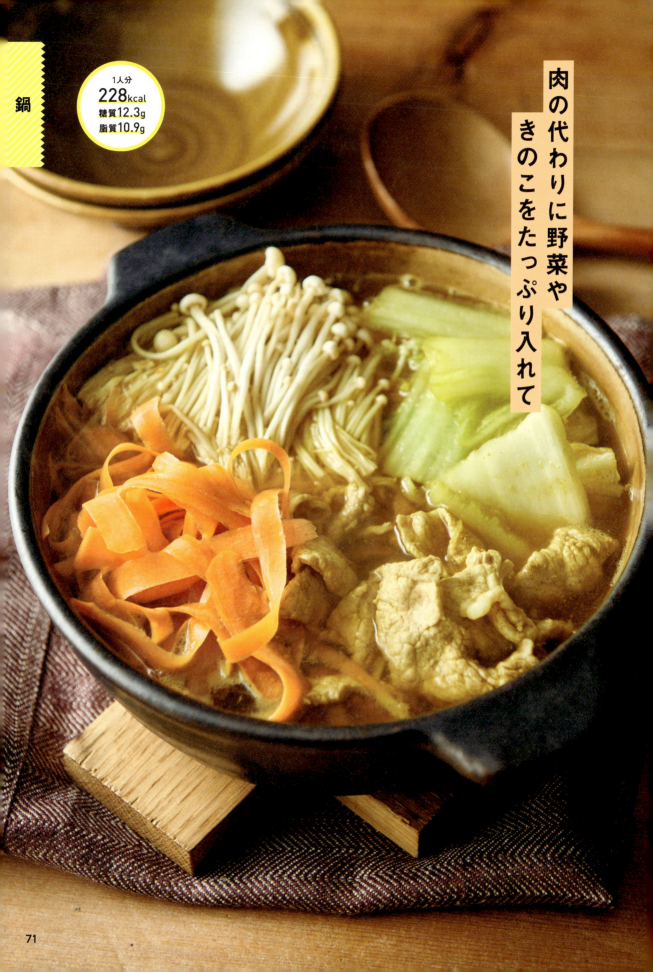

鍋

1人分
228kcal
糖質12.3g
脂質10.9g

肉の代わりに野菜や
きのこをたっぷり入れて

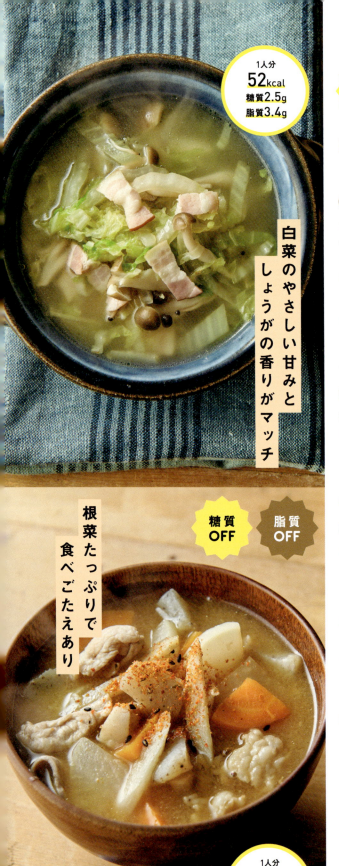

# スープ

たんぱく質と野菜がしっかりとれます。朝ごはんにも！

---

**糖質OFF** **脂質OFF**

1人分 52kcal
糖質 2.5g
脂質 3.4g

## 白菜ベーコンのしょうがスープ

白菜のやさしい甘みとしょうがの香りがマッチ

**材料**（2人分）

白菜（5mm幅の細切り）…100g
ベーコン（1cm幅に切る）…1枚分
しめじ（小房に分ける）…½パック分
しょうが（せん切り）…1かけ分
A ┌ 水…2カップ
　├ 顆粒コンソメ…小さじ½
　├ 塩　…小さじ¼
　└ こしょう…少々
オリーブ油…小さじ1

**作り方**

鍋にオリーブ油を中火で熱し、白菜、ベーコン、しめじ、しょうがを炒める。全体に油がまわったらAを加えて煮立て、弱火にしてふたをし、10分ほど煮る。

---

**糖質OFF** **脂質OFF**

1人分 151kcal
糖質 11.1g
脂質 7.3g

## 具だくさん豚汁

根菜たっぷりで食べごたえあり

**材料**（2人分）

豚こま切れ肉（大きければひと口大に切る）…60g
ごぼう…½本
こんにゃく…½枚（100g）
大根（5mm幅のいちょう切り）…100g
にんじん（5mm幅のいちょう切り）…⅓本分
だし汁…2カップ
みそ…大さじ2
七味唐辛子…少々
ごま油…小さじ1

**作り方**

1 ごぼうは縦半分に切って2〜3mm幅の斜め切りにし、水にさらして水けをきる。こんにゃくはスプーンでひと口大にちぎる。

2 鍋にごま油を中火で熱し、豚肉を炒める。肉の色が変わったら野菜とこんにゃくを加えて炒める。

3 全体に油がまわったらだし汁を加え、煮立ったら弱火にしてふたをし、10分ほど煮る。野菜がやわらかくなったらみそを溶き入れて火を止める。

4 器に盛り、七味唐辛子をふる。

スープ

1人分
69kcal
糖質4.6g
脂質0.3g

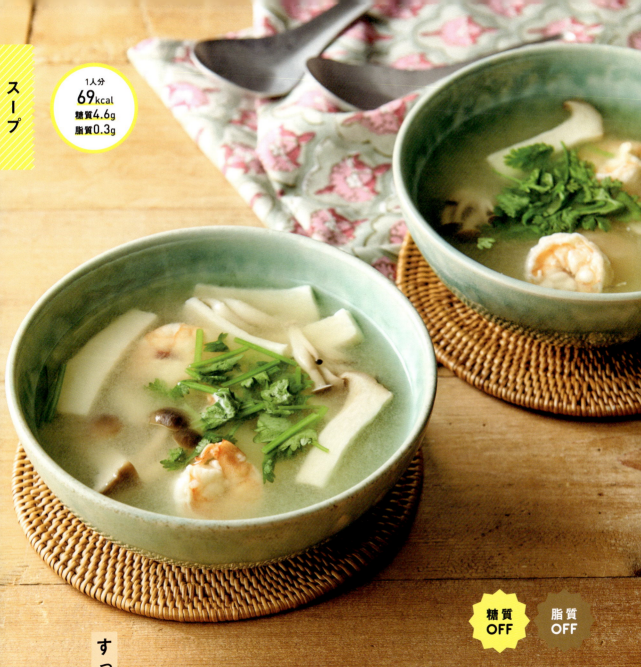

糖質OFF　脂質OFF

## えびときのこのトムヤムクン風

すっぱ辛い風味がクセになりそう!

**材料**(2人分)

えび…100g
エリンギ…1/2パック
しめじ(小房に分ける)…1パック分
A[ 水…2カップ
　レモン汁…大さじ1と1/2
　ナンプラー…大さじ1
　赤唐辛子(小口切り)…1/2本分 ]
パクチー(ざく切り)…適量

**作り方**

1 えびは背わたを除き、片栗粉(分量外)をまぶして流水でよくもみ洗いする。エリンギは長さを半分に切って縦半分に切り、5mm幅の薄切りにする。

2 鍋にAを煮立て、1、しめじを入れる。弱火にして7〜8分煮る。食べるときにパクチーをのせる。

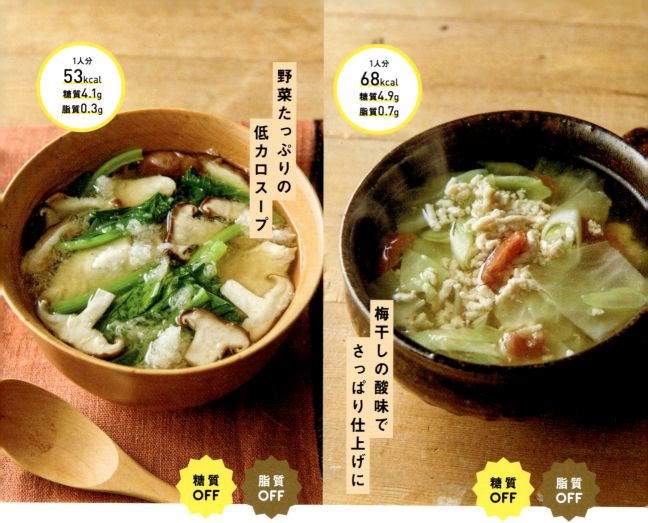

野菜たっぷりの低カロスープ

1人分 53kcal 糖質4.1g 脂質0.3g

梅干しの酸味でさっぱり仕上げに

1人分 68kcal 糖質4.9g 脂質0.7g

糖質OFF 脂質OFF

## ささみと小松菜のみぞれスープ

材料（2人分）

鶏ささみ（そぎ切り）…1本分
小松菜（5cm長さに切る）…1/3袋分
塩・こしょう…各少々
片栗粉…適量
しいたけ（5mm幅の薄切り）…2個分
大根（すりおろす）…80g
A［だし汁…2カップ
　しょうゆ…小さじ1
　塩…小さじ1/4］

作り方

1 ささみは塩、こしょうをふり、片栗粉をまぶす。

2 鍋にAを煮立て、1を入れて煮る。肉の色が変わったら小松菜、しいたけを加えてさっと煮て、大根おろしを汁ごと加えて軽く煮る。

糖質OFF 脂質OFF

## ひき肉とキャベツのデトックススープ

材料（2人分）

鶏むねひき肉…80g
キャベツ（3〜4cm四方に切る）…1枚分
A［水…2カップ
　酒…大さじ1］
長ねぎ（5mm幅の斜め切り）…1/3本分
梅干し（種を取り、ちぎる）…1個分
B［しょうゆ…小さじ1/2
　塩…小さじ1/4］

作り方

1 鍋にA、ひき肉を入れて箸でほぐし、中火にかける。煮立ったらアクを除いてさっと混ぜ、キャベツ、長ねぎを加えて弱火で5〜6分煮る。

2 梅干し、Bを加えてさっと煮る。

スープ

# ソーセージと根菜のトマトスープ

**材料**（2人分）

- ソーセージ（1cm幅の輪切り）…2本分
- ごぼう（1cm幅の輪切り）…1本分
- れんこん（1cm角に切る）…80g
- にんにく（つぶす）…1片分
- トマト（ざく切り）…1個分
- A
  - 水…1と½カップ
  - しょうゆ…小さじ1
  - 顆粒コンソメ…小さじ½
  - 塩・こしょう…各少々
- 粗びき黒こしょう…適量
- オリーブ油…小さじ1

**作り方**

1. ごぼうとれんこんは水にさらして水けをきる。
2. 鍋にオリーブ油、にんにくを入れて弱火で炒める。香りが出たら中火にし、ソーセージ、ごぼう、れんこんを加えて炒める。
3. 全体に油がまわったらトマトを加えて炒め、水分がとんだらAを加える。煮立ったら弱火にしてふたをし、10分ほど煮る。
4. 器に盛り、粗びき黒こしょうをふる。

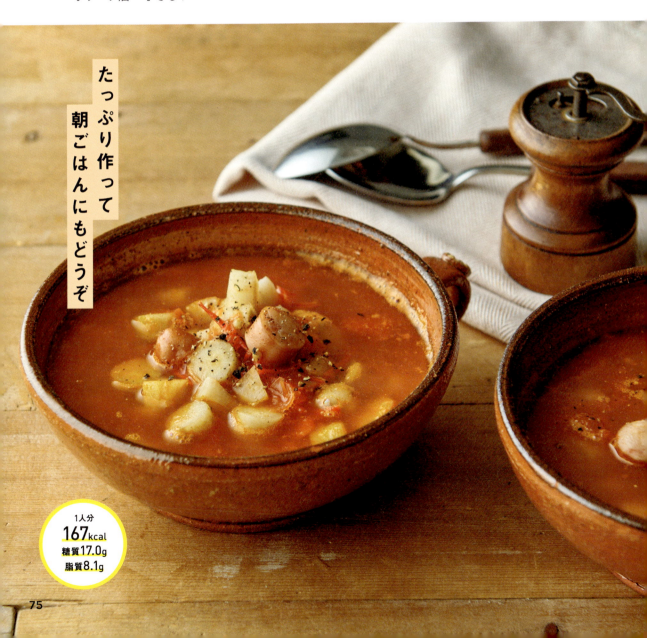

たっぷり作って朝ごはんにもどうぞ

1人分
**167kcal**
糖質17.0g
脂質8.1g

# 豆腐レタスチャーハン

**ご飯・麺**
具材を多めにして、ご飯や麺の量を控えることがポイント！

豆腐とレタスでボリュームたっぷり

### 材料（2人分）

- 木綿豆腐…1丁（300g）
- レタス（ひと口大にちぎる）…4枚分
- 豚こま切れ肉
　（大きければひと口大に切る）…150g
- 塩…小さじ1/4
- こしょう…少々
- 長ねぎ（みじん切り）…1/2本分
- ご飯…200g
- A ┃ しょうゆ…小さじ1
　　┃ 塩…小さじ1/2
　　┃ こしょう…少々
- 白いりごま…適量
- サラダ油…小さじ1

### 作り方

1. 豚肉は塩、こしょうをふる。
2. フライパンにサラダ油を中火で熱し、豆腐をほぐしながら炒める。水分がとんでポロポロになったら1を加えて炒め、肉の色が変わったら長ねぎを加えて炒める。
3. ご飯を加えて炒め、パラッとしたらAを加えてさっと炒める。レタスを加えてさっと火を通す。器に盛り、白いりごまをふる。

1人分 **459kcal**
糖質43.2g
脂質20.0g

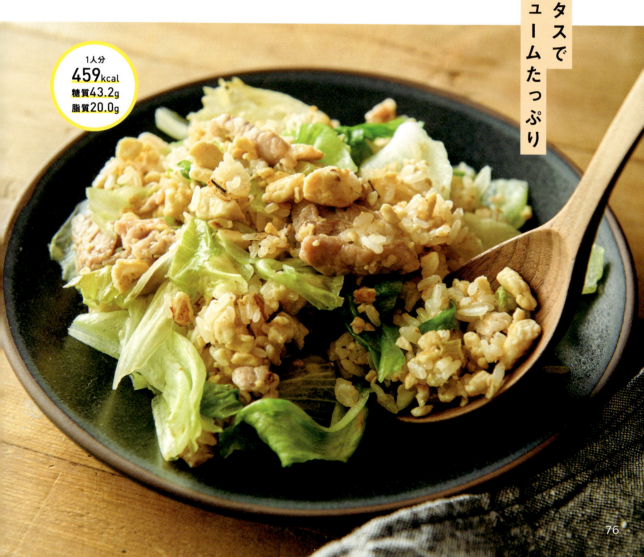

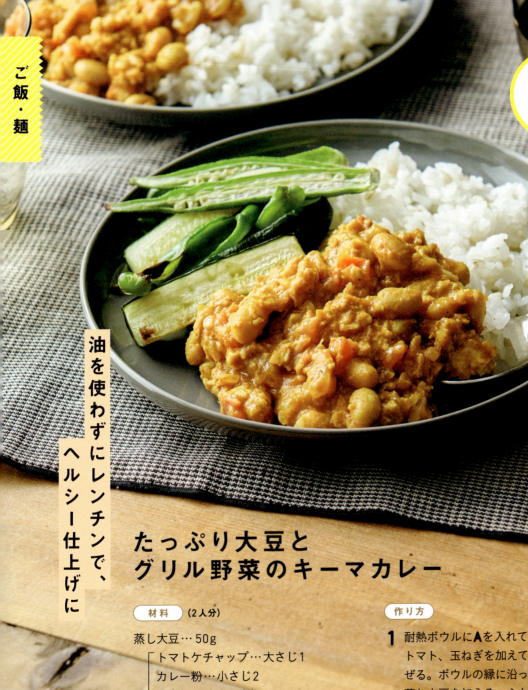

1人分
**294kcal**
糖質41.4g
脂質4.0g

ご飯・麺

油を使わずにレンチンで、ヘルシー仕上げに

## たっぷり大豆とグリル野菜のキーマカレー

脂質OFF

**材料** (2人分)

蒸し大豆…50g
A ┌ トマトケチャップ…大さじ1
　│ カレー粉…小さじ2
　│ 小麦粉…大さじ1/2
　│ しょうゆ…小さじ1
　│ 砂糖…小さじ1/4
　│ 塩…小さじ1/6
　└ こしょう…少々
鶏むねひき肉…100g
トマト(1cm角に切る)…1/2個分
玉ねぎ(みじん切り)…1/4個分
ズッキーニ(7cm長さの棒状に切る)…2/3本分
ピーマン(縦4つ割りにする)…2個分
オクラ(ガクを除き、縦半分に切る)…4本分
もち麦ご飯…200g

**作り方**

1. 耐熱ボウルにAを入れて混ぜ、ひき肉、トマト、玉ねぎを加えてさっくりと混ぜる。ボウルの縁に沿って薄く広げ、蒸し大豆を加える。ふんわりラップをかけて電子レンジで3分加熱する。取り出して全体をよく混ぜる。

2. 魚焼きグリルにズッキーニ、ピーマン、オクラを並べて5分ほど焼く。

3. 器にご飯を盛り、1をかけて2を添える。

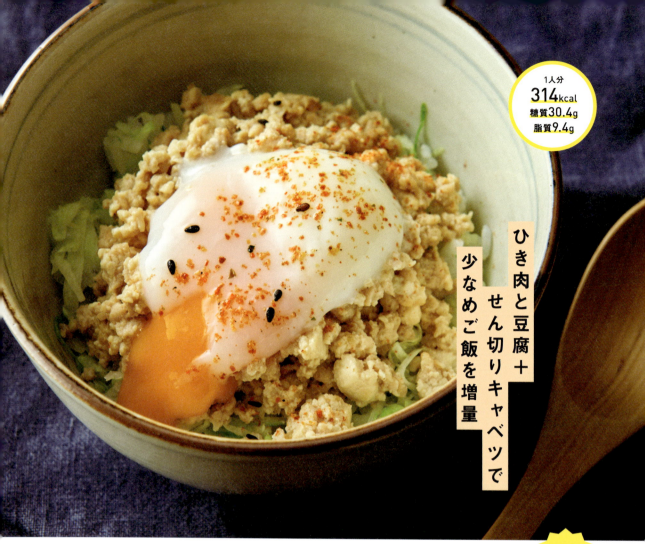

1人分
314kcal
糖質30.4g
脂質9.4g

ひき肉と豆腐＋せん切りキャベツで少なめご飯を増量

糖質OFF

# さっぱり豆腐そぼろ丼

**材料（2人分）**

鶏むねひき肉…100g
木綿豆腐…½丁（150g）
キャベツ（せん切り）…2枚分
しょうが（みじん切り）…1かけ分
A ┌ しょうゆ・酒…各大さじ1と⅓
　└ 砂糖…大さじ1
ご飯…100g
温泉卵…2個
七味唐辛子…少々

**作り方**

1. 耐熱皿にキャベツをのせ、ふんわりラップをかけて電子レンジで1分30秒加熱する。粗熱をとり、水けを絞る。

2. 鍋にAを入れて混ぜ、ひき肉、しょうがを加えて肉をほぐす。中火にかけ、菜箸で混ぜながら炒める。

3. 肉の色が変わったら豆腐を加え、木べらでほぐしながら水分がなくなるまで炒める。

4. ご飯にキャベツを混ぜて盛り、3をのせる。温泉卵をのせて七味唐辛子をふる。

ご飯・麺

1人分
300kcal
糖質45.2g
脂質5.6g

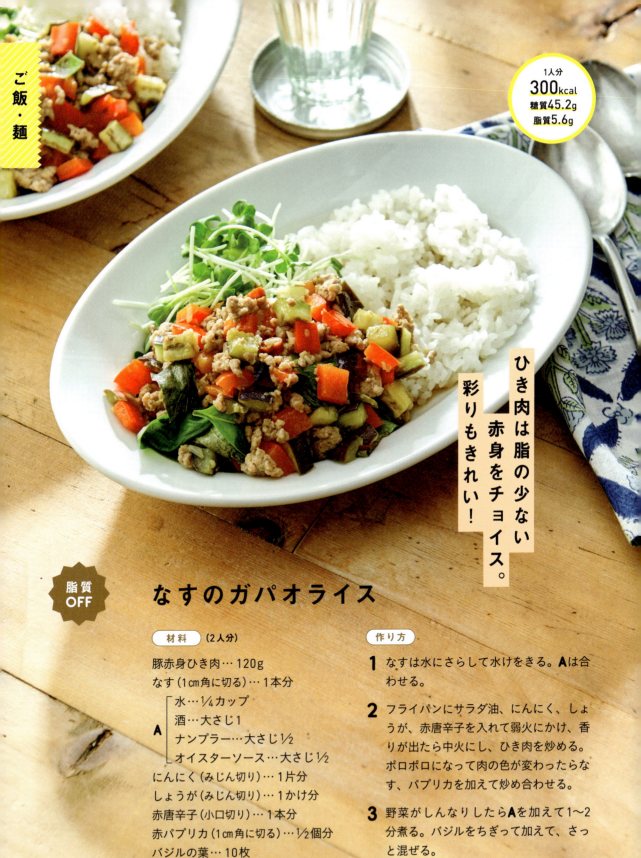

ひき肉は脂の少ない赤身をチョイス。彩りもきれい！

脂質OFF

## なすのガパオライス

**材料（2人分）**

- 豚赤身ひき肉…120g
- なす（1cm角に切る）…1本分
- A
  - 水…¼カップ
  - 酒…大さじ1
  - ナンプラー…大さじ½
  - オイスターソース…大さじ½
- にんにく（みじん切り）…1片分
- しょうが（みじん切り）…1かけ分
- 赤唐辛子（小口切り）…1本分
- 赤パプリカ（1cm角に切る）…½個分
- バジルの葉…10枚
- ご飯…200g
- 貝割れ菜（半分に切る）…½パック分
- サラダ油…小さじ1

**作り方**

1. なすは水にさらして水けをきる。Aは合わせる。

2. フライパンにサラダ油、にんにく、しょうが、赤唐辛子を入れて弱火にかけ、香りが出たら中火にし、ひき肉を炒める。ポロポロになって肉の色が変わったらなす、パプリカを加えて炒め合わせる。

3. 野菜がしんなりしたらAを加えて1〜2分煮る。バジルをちぎって加えて、さっと混ぜる。

4. 器にご飯を盛り、3をのせて貝割れ菜を添える。

# ツナときのこの豆乳クリームリゾット

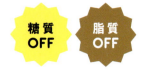
糖質OFF 脂質OFF

**材料**（2人分）

- ツナ水煮缶（汁けをきる）…1缶分（70g）
- エリンギ…½パック
- えのきたけ（長さ3等分に切る）…½袋分
- A
  - 無調整豆乳…1カップ
  - 水…½カップ
  - 塩…小さじ¼
  - こしょう…少々
- オートミール（インスタントオーツ）…60g
- パセリ（みじん切り）…適量

**作り方**

1. エリンギは長さを半分にして縦半分にし、5mm幅の薄切りにする。
2. 耐熱ボウルにAを入れて混ぜ、オートミール、ツナ、きのこを加える。ふんわりラップをかけて電子レンジで3〜4分加熱する。
3. 全体をさっと混ぜて器に盛り、パセリをふる。

お米の代わりにオートミールで糖質カット

1人分 189kcal
糖質23.5g
脂質4.4g

ご飯・麺

1人分
296kcal
糖質45.2g
脂質5.5g

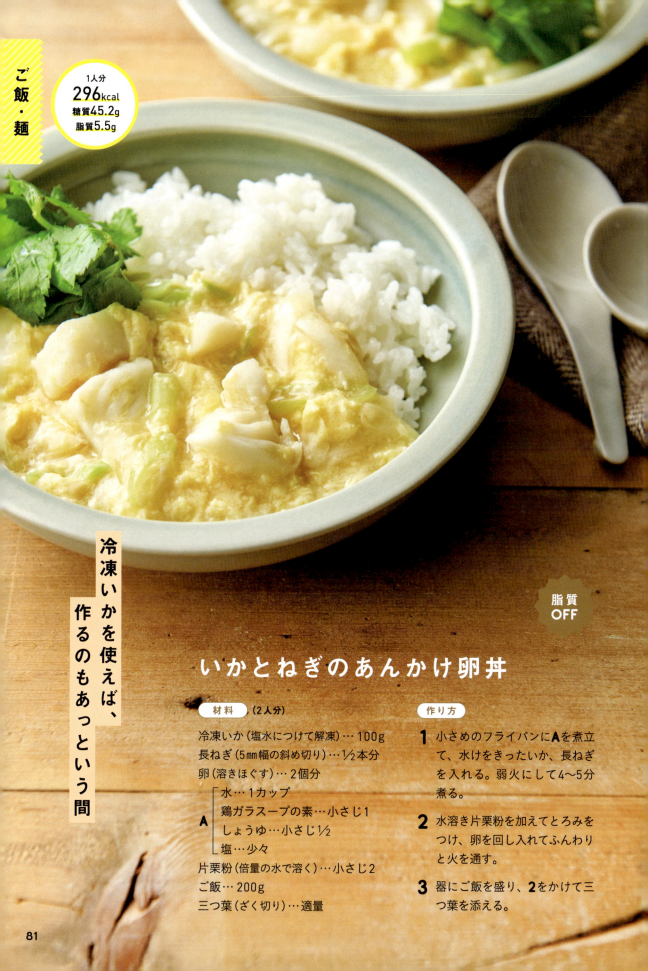

冷凍いかを使えば、作るのもあっという間

脂質OFF

## いかとねぎのあんかけ卵丼

**材料（2人分）**

冷凍いか（塩水につけて解凍）…100g
長ねぎ（5mm幅の斜め切り）…½本分
卵（溶きほぐす）…2個分
A [ 水…1カップ
　　鶏ガラスープの素…小さじ1
　　しょうゆ…小さじ½
　　塩…少々 ]
片栗粉（倍量の水で溶く）…小さじ2
ご飯…200g
三つ葉（ざく切り）…適量

**作り方**

1 小さめのフライパンにAを煮立て、水けをきったいか、長ねぎを入れる。弱火にして4〜5分煮る。

2 水溶き片栗粉を加えてとろみをつけ、卵を回し入れてふんわりと火を通す。

3 器にご飯を盛り、2をかけて三つ葉を添える。

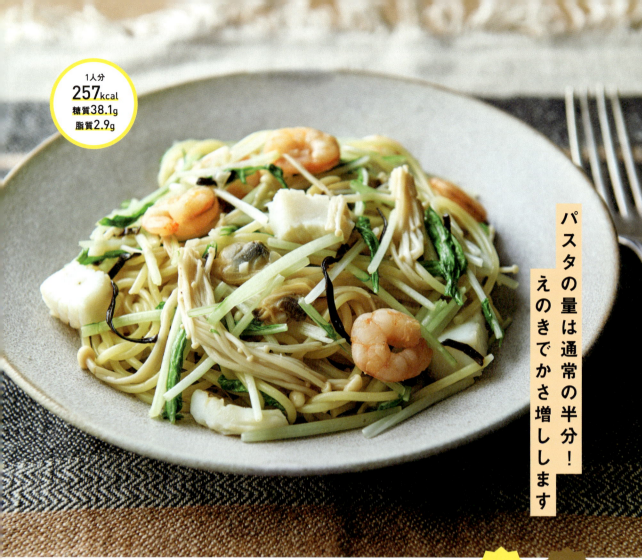

1人分
**257kcal**
糖質38.1g
脂質2.9g

パスタの量は通常の半分！えのきでかさ増しします

糖質OFF　脂質OFF

## 和風えのきパスタ

**材料（2人分）**

- シーフードミックス… 150g
- 水菜（5cm長さに切る）…½束分
- えのきたけ（根元を落としてほぐす）…2袋分
- 塩…小さじ2
- スパゲティ…80g
- にんにく（みじん切り）…1片分
- A ┌ 塩昆布…10g
　　└ こしょう…少々
- オリーブ油…小さじ1

**作り方**

1. シーフードミックスは塩水で解凍し、水けを拭く。

2. 鍋に水1ℓを沸かして塩を入れ、スパゲティを袋の表示どおりにゆでる。表示時間の1分前にえのきたけを加え、いっしょにざるにあげる。ゆで汁は大さじ3をとっておく。

3. フライパンにオリーブ油、にんにくを入れて弱火で炒める。香りが出たら中火にし、**1**を炒める。いかの色が変わったら**2**をゆで汁とともに加え、水菜、**A**も加えてさっとからめる。

ご飯・麺

## パッタイ風うどん

糖質OFF

材料（2人分）

- えび…100g
- 冷凍うどん（稲庭など細めのもの）…200g
- にんにく（みじん切り）…1片分
- 厚揚げ（1cm幅のひと口大に切る）…小1枚分（150g）
- もやし…2袋分
- にら（5cm長さに切る）…½束分
- A [ ナンプラー…大さじ1と½
       砂糖・酒・レモン汁…各大さじ1 ]
- ピーナッツ（粗く刻む）…10g
- サラダ油…小さじ1

作り方

1. えびは背わたを除き、片栗粉（分量外）をまぶしてもみ洗いする。冷凍うどんは袋のまま電子レンジで3分加熱し、解凍する。

2. フライパンにサラダ油、にんにくを入れて弱火で炒める。香りが出たら中火にし、えび、厚揚げを加えて炒める。えびの色が変わったらもやしを加えて炒める。

3. もやしがしんなりしたら、にら、うどんを加えてさっと炒め、合わせたAを加えてからめる。器に盛り、ピーナッツを散らす。

うどん半量＋もやし。ダイエット中でも大満足

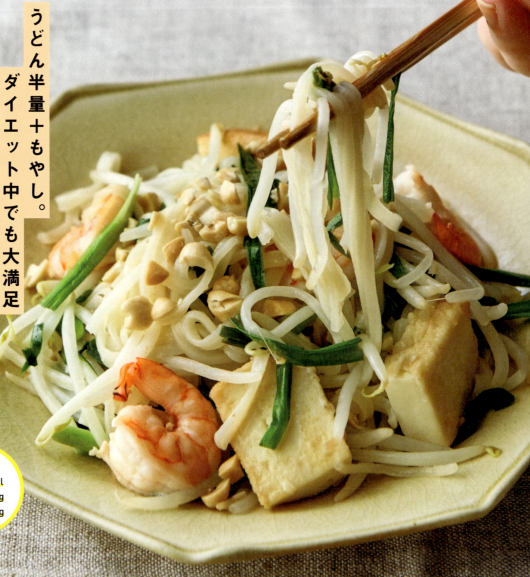

1人分
361kcal
糖質34.1g
脂質12.6g

## 教えて！こんなとき、どうしたらいいの？

料理、食事のタイミング、運動、間食、飲みものなど、リセット中に気になるさまざまな疑問をまとめました。迷ったときは、この回答を参考に！

**Q 栄養補助食品をごはん代わりにしてもいい？**

**A リセット中はおすすめしません**

プロテインやゼリー飲料などさまざまな栄養食品がありますが、わざわざとる必要はありません。とくにプロテイン食品は運動する人向けで、ふつうの日常生活を送っている人には過剰になる恐れがあります。たんぱく質は大事ですが、とりすぎは太る原因になることをお忘れなく。

**Q 平日だけのリセットごはんにしてもいいですか？**

**A OKですが、週末チートデイは危険！**

平日できっちりリセットできれば問題ありません。ただ、週末に好きなものをドカ食いしてしまうと、5日間のがんばりがムダになりかねません。週末外で食事をする場合は、P.29〜30を参考に太らない食事を心がけて。

**Q 朝食べる習慣がないので、昼夜で1500kcalにしてもいいですか？**

**A OKですが、夜のカロリーは増やさないこと**

体のリズムを整えるためにも、朝は何か口にしたほうがいいですが、むずかしければ2食でもかまいません。ただし、エネルギーとして使われるのは日中なので、朝の分を回すなら昼食に。夕食をがっつり食べるのは避けましょう。

**Q 食事といっしょにお茶を飲むとデトックス効果が上がりますか？**

**A 水分は大事ですが水で十分！**

代謝を高めるために水分は大事ですが、お茶でなくとも水や白湯でOKです。目覚めに1杯飲むと腸が動き出すので、朝飲むのがおすすめ。水分は食事からもとれるので、みそ汁やスープでも効果がありますよ。

**Q 1週間では思うように体重が減りませんでした**

**A 食行動を振り返りつつ再トライ！**

飲みものやドレッシングなど、気づかずにとりすぎているものはありませんか？ 大した量ではなくても、結果的に1500kcal以上になっている可能性もあるので、口にしたものを振り返ってみて。そのうえでもう1週間、リセット食をがんばってみましょう。

## Q やせなきゃと思うけど、モチベーションが続きません

### A 体重計に乗り、鏡を見て！

嫌だという人も多いけれど、体重計は毎日乗ったほうがいいです！ 洋服がきつくなる前に危機感を覚えます（笑）。全身鏡を毎日見て、体形の変化をチェックするのもいいですよ。結果が出れば見た目にもわかりますし、リセットするのが楽しくなります。

## Q 家族の食事も作るので、自分だけリセットおかずにするのがむずかしいです

### A 副菜で調整する手もあり

家族の好きなものを作ると、カロリーが高くなりがちですよね。この本で紹介する献立の中で子どもも好きそうなものを選んだり、メインは家族好みにして、ヘルシーな副菜を自分用に用意し、メインを控えめに食べる方法もあります。

## Q 本当に運動しなくてもやせますか？

### A するとさらに効果的ですが、しなくてもやせます

私も産後太り解消のためジムに行きましたが、運動よりも食事のほうが効果が大きかったです。もちろん両方できればより早くリセットできますが、ジム通いを続けるのも大変。もし、体を動かせる余力があるなら、ストレッチ程度でいいと思います。

## Q 腹もちのいいとっておきの間食を教えて

### A 乳製品が意外といいです

個人的な実感だと、満足感が高かったのは牛乳。ベビーチーズ、ヨーグルトなども腹もちがいいので、小腹がすいたときに乳製品を活用するといいと思います。その際、ヨーグルトは甘いタイプを避け、少量にとどめましょう。

## Q 料理が苦手なのですが、ラクに作る方法ありますか？

### A 調理せずに食べられる食材を活用して

料理が苦手な人は、調理不要の食材がおすすめ。野菜ならミニトマトやきゅうり、海藻類はもずく、めかぶ、魚はしらすなど、そのまま食べられる食材は結構あります。こうした食材を副菜などでとり入れると、手間が減らせますよ。

## Q 食材が揃わないときは替えてもいい？

### A もちろんOK！

「○○がないから作れない」と考えてしまうと、リセット食自体面倒になってしまいます。鶏肉を豚肉に、小松菜をチンゲン菜に、といったように、近いもので置き換えるとアレンジも楽しめます。ただし、豚バラ肉、さばなど脂質の多いものは避けて。

## 素材別インデックス

各レシピで使用するおもな食材をピックアップ。
家にある食材で作りたいときなどに、活用してください。

豆腐とチンゲン菜のたらこ煮 ……… 58
豆腐ステーキ ハムとにらの
　ジンジャーソース ……… 59
豆腐レタスチャーハン ……… 76
さっぱり豆腐そぼろ丼 ……… 78
**納豆**
納豆と豆腐のW大豆のっけ丼 ……… 14
**蒸し大豆**
めかぶと卵の雑炊 ……… 12
落とし卵入りツナのトマト煮 ……… 61
たっぷり大豆とグリル野菜のキーマカレー
　……… 77

### 野菜・いも・果実

**青じそ**
レンジ蒸し鶏の香味トマトソース ……… 17
ポークソテー きゅうりと青じその
　マリネソース ……… 41
豆腐入り鶏バーグ ……… 50
さば缶と小松菜の香味ポン酢あえ ……… 57
**枝豆**
セロリと枝豆の塩昆布あえ ……… 15
**オクラ**
ねばねばサラダ丼 ……… 20
3種野菜のレンジ肉巻き ……… 40
たっぷり大豆とグリル野菜のキーマカレー
　……… 77
**貝割れ菜**
納豆と豆腐のW大豆のっけ丼 ……… 14
なすのガパオライス ……… 79
**かぶ**
かぶとズッキーニの焼きサラダ ……… 11
**かぼちゃ**
落とし卵とソーセージの具だくさんスープ
　……… 16
**カリフラワー**
手羽元とカリフラワーのビネガー煮 ……… 39
**キャベツ**
たらとキャベツのレンジ蒸し ……… 15
ツナキャベサラダ ……… 22
豚キムチ蒸し ……… 42
ひき肉とキャベツのデトックススープ ……… 74
さっぱり豆腐そぼろ丼 ……… 78
**きゅうり**
ねばねばサラダ丼 ……… 20
もやしときゅうりの塩麹あえ ……… 23
ポークソテー きゅうりと青じその
　マリネソース ……… 41
**グリーンアスパラガス**
豚肉とアスパラのフライパン蒸し ……… 20
えびとアスパラの豆腐グラタン ……… 56
厚揚げともやしのチリ玉ソース炒め ……… 60
**クレソン**
ささみと彩り野菜のおかずサラダ ……… 37
**ごぼう**
めかぶと卵の雑炊 ……… 12
具だくさん豚汁 ……… 72
ソーセージと根菜のトマトスープ ……… 75
**小松菜**
落とし卵とソーセージの具だくさんスープ
　……… 16
鶏肉と小松菜のとろみ煮 ……… 38
豚肉と切干大根、小松菜の
　ゆずごしょうマリネ ……… 44
さば缶と小松菜の香味ポン酢あえ ……… 57
ささみと小松菜のみぞれスープ ……… 74
**さやいんげん**
さやいんげんのツナみそ炒め ……… 17

**いか**
いかとなすのガーリック炒め ……… 57
いかとねぎのあんかけ卵丼 ……… 81
**えび**
えびとほうれん草のキムチ炒め ……… 23
えびとアスパラの豆腐グラタン ……… 56
えびときのこのトムヤムクン風 ……… 73
パッタイ風うどん ……… 83
**鮭**
サーモンムニエルのヨーグルトタルタル ……… 54
鮭と大根、水菜のみぞれ煮 ……… 55
鮭ののり巻きソテー ……… 55
鮭の塩麹とろろ鍋 ……… 68
**さば水煮缶**
さば缶と小松菜の香味ポン酢あえ ……… 57
**シーフードミックス**
和風えのきパスタ ……… 82
**たら**
たらとキャベツのレンジ蒸し ……… 15
山盛りきのことたらのカレー炒め ……… 52
**たらこ**
豆腐とチンゲン菜のたらこ煮 ……… 58
**ちりめんじゃこ**
オートミールじゃこおにぎり ……… 18
**ツナ水煮缶**
さやいんげんのツナみそ炒め ……… 17
ツナキャベサラダ ……… 22
落とし卵入りツナのトマト煮 ……… 61
ツナときのこの豆乳クリームリゾット ……… 80
**めかじき**
めかじきのアクアパッツァ ……… 53

### 卵

巣ごもりハムエッグ ……… 10
めかぶと卵の雑炊 ……… 12
落とし卵とソーセージの具だくさんスープ
　……… 16
和風スクランブルエッグ ……… 18
ねばねばサラダ丼 ……… 20
サーモンムニエルのヨーグルトタルタル ……… 54
厚揚げともやしのチリ玉ソース炒め ……… 60
卵とトマト、レタスの塩炒め ……… 61
落とし卵入りツナのトマト煮 ……… 61
さっぱり豆腐そぼろ丼 ……… 78
いかとねぎのあんかけ卵丼 ……… 81

### 大豆・大豆製品

**厚揚げ**
厚揚げともやしのチリ玉ソース炒め ……… 60
パッタイ風うどん ……… 83
**油揚げ**
鮭の塩麹とろろ鍋 ……… 68
**豆乳**
ふわふわ鶏だんごの豆乳鍋 ……… 19
ツナときのこの豆乳クリームリゾット ……… 80
**豆腐**
納豆と豆腐のW大豆のっけ丼 ……… 14
ふわふわ鶏だんごの豆乳鍋 ……… 19
豆腐入り鶏バーグ ……… 50
えびとアスパラの豆腐グラタン ……… 56

### 肉・肉加工品

**鶏肉**
レンジ蒸し鶏の香味トマトソース ……… 17
ゆで鶏 ねぎ梅だれ ……… 34
タンドリーチキン ……… 35
鶏肉とエリンギのしょうが焼き ……… 35
ささみとトマトのハーブパン粉焼き ……… 36
ささみと彩り野菜のおかずサラダ ……… 37
鶏肉のソテー 山椒きのこソース ……… 38
鶏肉と小松菜のとろみ煮 ……… 38
手羽元とカリフラワーのビネガー煮 ……… 39
鶏肉とレタスのエスニック鍋 ……… 64
野菜たっぷりポトフ鍋 ……… 66
ささみと小松菜のみぞれスープ ……… 74
**豚肉**
豚ヒレ肉のガーリックステーキ ……… 11
豚肉とブロッコリーのオイスター炒め ……… 12
豚肉とアスパラのフライパン蒸し ……… 20
3種野菜のレンジ肉巻き ……… 40
ポークソテー きゅうりと青じその
　マリネソース ……… 41
豚肉と長いもの重ね蒸し ……… 42
豚キムチ蒸し ……… 42
豚肉とピーマンのジンジャーマヨ炒め ……… 43
豚肉と切干大根、小松菜の
　ゆずごしょうマリネ ……… 44
豚肉と大根の梅煮 ……… 44
豚肉と白菜のマスタードチーズ蒸し ……… 45
豚肉と白菜のカレー鍋 ……… 70
具だくさん豚汁 ……… 72
豆腐レタスチャーハン ……… 76
**牛肉**
牛肉とブロッコリーのヨーグルト煮 ……… 46
牛肉とこんにゃくのしぐれ煮 ……… 47
**ラム肉**
ラム肉のプルコギ ……… 48
ラム肉のトマト煮込み ……… 49
**ひき肉**
ふわふわ鶏だんごの豆乳鍋 ……… 19
豆腐入り鶏バーグ ……… 50
ひき肉れんこんの中華風レンジ蒸し ……… 51
ひき肉とキャベツのデトックススープ ……… 74
たっぷり大豆とグリル野菜のキーマカレー
　……… 77
さっぱり豆腐そぼろ丼 ……… 78
なすのガパオライス ……… 79
**ソーセージ・ハム・ベーコン**
巣ごもりハムエッグ ……… 10
落とし卵とソーセージの具だくさんスープ
　……… 16
豆腐ステーキ ハムとにらの
　ジンジャーソース ……… 59
白菜ベーコンのしょうがスープ ……… 72
ソーセージと根菜のトマトスープ ……… 75

### 魚介・魚介加工品

**あさり**
豚肉とアスパラのフライパン蒸し ……… 20
めかじきのアクアパッツァ ……… 53

86

## きのこ

めかぶと卵の雑炊 ……………………… 12
たらとキャベツのレンジ蒸し ………… 15
落とし卵とソーセージの具だくさんスープ
……………………………………………… 16
鶏肉とエリンギのしょうが焼き ……… 35
鶏肉のソテー 山椒きのこソース …… 38
鶏肉と小松菜のとろみ煮 ……………… 38
豚肉と白菜のマスタードチーズ蒸し … 45
牛肉とこんにゃくのしぐれ煮 ………… 47
山盛りきのことたらのカレー炒め …… 52
めかじきのアクアパッツァ …………… 53
さば缶と小松菜の香味ポン酢あえ …… 57
豆腐とチンゲン菜のたらこ煮 ………… 58
落とし卵入りツナのトマト煮 ………… 61
鶏肉とレタスのエスニック鍋 ………… 64
鮭の塩麴とろろ鍋 ……………………… 68
豚肉と白菜のカレー鍋 ………………… 70
白菜ベーコンのしょうがスープ ……… 72
えびときのこのトムヤムクン風 ……… 73
ささみと小松菜のみぞれスープ ……… 74
ツナときのこの豆乳クリームリゾット … 80
和風えのきパスタ ……………………… 82

## 海藻・海藻加工品

もずくトマト …………………………… 10
めかぶと卵の雑炊 ……………………… 12
どっさりわかめの中華スープ ………… 12
鮭ののり巻きソテー …………………… 55

## 乳製品

### 牛乳
牛肉とブロッコリーのヨーグルト煮 … 46
### チーズ
豚肉と白菜のマスタードチーズ蒸し … 45
えびとアスパラの豆腐グラタン ……… 56
### ヨーグルト
バナナヨーグルトトースト …………… 22
タンドリーチキン ……………………… 35
ささみと彩り野菜のおかずサラダ …… 37
牛肉とブロッコリーのヨーグルト煮 … 46
サーモンムニエルのヨーグルトタルタル … 54

## その他

### アーモンド
パプリカのマスタードマリネ ………… 20
### 味つきザーサイ
ひき肉れんこんの中華風レンジ蒸し … 51
鮭の塩麴とろろ鍋 ……………………… 68
### オートミール
オートミールじゃこおにぎり ………… 18
ツナときのこの豆乳クリームリゾット … 80
### 切干大根
豚肉と切干大根、小松菜の
　ゆずごしょうマリネ ………………… 44
### こんにゃく
牛肉とこんにゃくのしぐれ煮 ………… 47
具だくさん豚汁 ………………………… 72
### しば漬け
サーモンムニエルのヨーグルトタルタル … 54
### 白菜キムチ
えびとほうれん草のキムチ炒め ……… 23
豚キムチ蒸し …………………………… 42
### ピーナッツ
パッタイ風うどん ……………………… 83

豆腐ステーキ ハムとにらの
　ジンジャーソース …………………… 59
パッタイ風うどん ……………………… 83
### にんじん
チンゲン菜とにんじんのみそ汁 ……… 14
3種野菜のレンジ肉巻き ……………… 40
豚肉と大根の梅煮 ……………………… 44
ラム肉のプルコギ ……………………… 48
野菜たっぷりポトフ鍋 ………………… 66
豚肉と白菜のカレー鍋 ………………… 70
具だくさん豚汁 ………………………… 72
### 白菜
ふわふわ鶏だんごの豆乳鍋 …………… 19
豚肉と白菜のマスタードチーズ蒸し … 45
豚肉と白菜のカレー鍋 ………………… 70
白菜ベーコンのしょうがスープ ……… 72
### バジルの葉
なすのガパオライス …………………… 79
### バナナ
バナナヨーグルトトースト …………… 22
### パプリカ
かぶとズッキーニの焼きサラダ ……… 11
パプリカのマスタードマリネ ………… 20
ポークソテー きゅうりと青じその
　マリネソース ………………………… 41
なすのガパオライス …………………… 79
### 万能ねぎ
どっさりわかめの中華スープ ………… 12
オートミールじゃこおにぎり ………… 18
### ピーマン
和風スクランブルエッグ ……………… 18
豚肉とピーマンのジンジャーマヨ炒め … 43
いかとなすのガーリック炒め ………… 57
たっぷり大豆とグリル野菜のキーマカレー
……………………………………………… 77
### ブロッコリー
豚肉とブロッコリーのオイスター炒め … 12
ささみと彩り野菜のおかずサラダ …… 37
牛肉とブロッコリーのヨーグルト煮 … 46
サーモンムニエルのヨーグルトタルタル … 54
野菜たっぷりポトフ鍋 ………………… 66
### ほうれん草
えびとほうれん草のキムチ炒め ……… 23
### 水菜
巣ごもりハムエッグ …………………… 10
ふわふわ鶏だんごの豆乳鍋 …………… 19
豆腐入り鶏バーグ ……………………… 50
鮭と大根、水菜のみぞれ煮 …………… 55
和風えのきパスタ ……………………… 82
### もやし
もやしときゅうりの塩麴あえ ………… 23
3種野菜のレンジ肉巻き ……………… 40
厚揚げともやしのチリ玉ソース炒め … 60
パッタイ風うどん ……………………… 83
### レタス
レタスの注ぐだけみそ汁 ……………… 10
レンジ蒸し鶏の香味トマトソース …… 17
卵とトマト、レタスの塩炒め ………… 61
鶏肉とレタスのエスニック鍋 ………… 64
豆腐レタスチャーハン ………………… 76
### れんこん
豚肉とブロッコリーのオイスター炒め … 12
ささみと彩り野菜のおかずサラダ …… 37
ひき肉れんこんの中華風レンジ蒸し … 51
ソーセージと根菜のトマトスープ …… 75

ラム肉のトマト煮込み ………………… 49
めかじきのアクアパッツァ …………… 53
### じゃがいも
野菜たっぷりポトフ鍋 ………………… 66
### ズッキーニ
かぶとズッキーニの焼きサラダ ……… 11
たっぷり大豆とグリル野菜のキーマカレー
……………………………………………… 77
### セロリ
セロリと枝豆の塩昆布あえ …………… 15
ラム肉のトマト煮込み ………………… 49
### 大根
豚肉と大根の梅煮 ……………………… 44
豆腐入り鶏バーグ ……………………… 50
鮭と大根、水菜のみぞれ煮 …………… 55
具だくさん豚汁 ………………………… 72
ささみと小松菜のみぞれスープ ……… 74
### 玉ねぎ
豚肉とアスパラのフライパン蒸し …… 20
鶏肉とエリンギのしょうが焼き ……… 35
手羽元とカリフラワーのビネガー煮 … 39
豚キムチ蒸し …………………………… 42
豚肉とピーマンのジンジャーマヨ炒め … 43
牛肉とブロッコリーのヨーグルト煮 … 46
ラム肉のプルコギ ……………………… 48
山盛りきのことたらのカレー炒め …… 52
えびとアスパラの豆腐グラタン ……… 56
豆腐ステーキ ハムとにらの
　ジンジャーソース …………………… 59
落とし卵入りツナのトマト煮 ………… 61
たっぷり大豆とグリル野菜のキーマカレー
……………………………………………… 77
### チンゲン菜
チンゲン菜とにんじんのみそ汁 ……… 14
豆腐とチンゲン菜のたらこ煮 ………… 58
鮭の塩麴とろろ鍋 ……………………… 68
### 豆苗
豆苗の簡単ナムル ……………………… 12
### トマト・ミニトマト
もずくトマト …………………………… 10
レンジ蒸し鶏の香味トマトソース …… 17
ささみとトマトのハーブパン粉焼き … 36
ささみと彩り野菜のおかずサラダ …… 37
めかじきのアクアパッツァ …………… 53
卵とトマト、レタスの塩炒め ………… 61
ソーセージと根菜のトマトスープ …… 75
たっぷり大豆とグリル野菜のキーマカレー
……………………………………………… 77
### トマト缶
ラム肉のトマト煮込み ………………… 49
落とし卵入りツナのトマト煮 ………… 61
### 長いも
ねばねばサラダ丼 ……………………… 20
豚肉と長いもの重ね蒸し ……………… 42
鮭の塩麴とろろ鍋 ……………………… 68
### 長ねぎ
ふわふわ鶏だんごの豆乳鍋 …………… 19
ゆで鶏 ねぎ梅だれ …………………… 34
豆腐入り鶏バーグ ……………………… 50
鮭の塩麴とろろ鍋 ……………………… 68
ひき肉とキャベツのデトックススープ … 74
豆腐レタスチャーハン ………………… 76
いかとねぎのあんかけ卵丼 …………… 81
### なす
いかとなすのガーリック炒め ………… 57
なすのガパオライス …………………… 79
### にら
豚キムチ蒸し …………………………… 42
ラム肉のプルコギ ……………………… 48

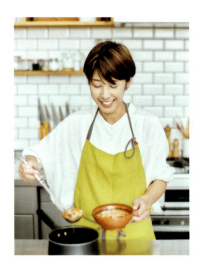

著者
**新谷友里江**（にいやゆりえ）

料理家・フードコーディネーター・管理栄養士。雑誌や書籍を中心に、レシピ開発、メニュー提案などのフードコーディネート、フードスタイリングほか幅広く活動。作りやすくて野菜たっぷりの家庭料理とおやつを中心に、ちょっとした組み合わせの変化で楽しめるアイデアレシピを提案。著書に『つなぎごはん：はらぺこさん、これ食べて待ってて〜！』（誠文堂新光社）、『からだ整えリセットごはん』（扶桑社）、『作りおき やせスープ』（小社刊）など。

HP　　　　　http://cook-dn.com
Instagram　https://www.instagram.com/yurie_niiya/

## STAFF

| | |
|---|---|
| 撮影 | 難波雄史 |
| デザイン | 蓮尾真沙子、狩野聡子 (tri) |
| イラスト | ヤマグチカヨ |
| 調理アシスタント | 木村薫・大澤みお・寺澤寛奈 |
| 構成・文 | 坂本典子・佐藤由香（シェルト＊ゴ） |
| 校閲 | 滝田 恵（シェルト＊ゴ） |
| 編集 | 束田卓郎 |

食べすぎた！をなかったことにする
# リセットごはん

| | |
|---|---|
| 著者 | 新谷友里江 |
| 編集人 | 束田卓郎 |
| 発行人 | 殿塚郁夫 |
| 発行所 | 株式会社 主婦と生活社<br>〒104-8357　東京都中央区京橋3-5-7<br>https://www.shufu.co.jp<br>編集部　tel：03-3563-5129<br>販売部　tel：03-3563-5121<br>生産部　tel：03-3563-5125 |
| 製版所 | 東京カラーフォト・プロセス株式会社 |
| 印刷所 | 大日本印刷株式会社 |
| 製本所 | 株式会社若林製本工場 |

ISBN978-4-391-16352-0

落丁・乱丁の場合はお取り替えいたします。お買い求めの書店か、小社生産部までお申し出ください。

[R]本書を無断で複写複製（電子化を含む）することは、著作権法上の例外を除き、禁じられています。本書をコピーされる場合は、事前に日本複製権センター（JRRC）の許諾を受けてください。
また、本書を代行業者等の第三者に依頼してスキャンやデジタル化をすることは、たとえ個人や家庭内の利用であっても一切認められておりません。
JRRC（https://jrrc.or.jp/）　eメール：jrrc_info@jrrc.or.jp　tel：03-6809-1281）

©Yurie Niiya 2025　Printed in Japan